用人单位职业卫生培训系列教材

煤矿企业从业人员

刘卫东　主　编

国家安全监管总局信息研究院　**组织编写**

煤炭工业出版社

·北　京·

图书在版编目（CIP）数据

煤矿企业从业人员／刘卫东主编；国家安全监管总局
信息研究院组织编写. －－北京：煤炭工业出版社，2017
（2017.10 重印）
用人单位职业卫生培训系列教材
ISBN 978－7－5020－5776－3

Ⅰ.①煤… Ⅱ.①刘… ②国… Ⅲ.①煤矿企业—劳动
卫生—卫生管理—职业培训—教材 Ⅳ.①R13

中国版本图书馆 CIP 数据核字(2017)第 065701 号

煤矿企业从业人员（用人单位职业卫生培训系列教材）

主 编 刘卫东
组织编写 国家安全监管总局信息研究院
责任编辑 罗秀全 郭玉娟
责任校对 尤 爽
封面设计 于春颖
出版发行 煤炭工业出版社（北京市朝阳区芍药居 35 号 100029）
电 话 010－84657898（总编室）
 010－64018321（发行部） 010－84657880（读者服务部）
电子信箱 cciph612@126. com
网 址 www. cciph. com. cn
印 刷 北京雁林吉兆印刷有限公司
经 销 全国新华书店

开 本 710mm×1000mm$^1/_{16}$ **印张** 12$^1/_4$ **字数** 206 千字
版 次 2017 年 5 月第 1 版 2017 年 10 月第 3 次印刷
社内编号 8639 **定价** 28.00 元

出　版　说　明

为贯彻落实《中华人民共和国安全生产法》和《中华人民共和国职业病防治法》精神，帮助用人单位做好职业卫生培训工作，不断提升用人单位职业卫生管理水平，提高劳动者的职业病危害防治意识和能力，根据《国务院办公厅关于印发国家职业病防治规划（2016—2020 年）的通知》（国办发〔2016〕100 号）和《国家安全监管总局办公厅关于加强用人单位职业卫生培训工作的通知》（安监总厅安健〔2015〕121 号）的要求，国家安全监管总局信息研究院组织专家，按照"看得懂、记得住、用得上"的原则，主要针对煤矿、冶金、化工、建材四个职业病危害严重行业（领域），编写了用人单位职业卫生培训系列教材。每个行业的教材，根据读者对象不同，分为《×××企业主要负责人与职业卫生管理人员》和《×××企业从业人员》两本。

本书主要包括以下内容：职业卫生相关法律、法规、规章和标准；煤矿作业场所主要职业病危害因素；粉尘危害及其控制；物理因素及其危害；职业中毒；职业健康监护与职业病诊断、鉴定及待遇；劳动防护用品管理。为让广大读者轻松愉悦地阅读本书，作者在内容选择上力求常用实用，在语言表达上力求通俗易懂，在文字篇幅上力求精炼而适中，以确保本书能真正起到培训提高的效果。

本书由刘卫东主编，赵恩彪、佟林全、徐洋、张宁、冯灵云、伍家琪、张鸽等参与编写。本书的编写出版，得到了国家安全监管总局职业安全健康监督管理司、国家安全监管总局职业安全卫生研究中心等单位的大力支持和帮助，编写人员积极承担编写任务，顶着很大的工作压力，牺牲了大量的休息时间，克服了重重困难，付出了心血和汗水，在此一并表示衷心感谢！

尽管作者为编写工作做出了很大努力，但由于编写时间要求很紧，因此书中疏漏、不当和错误之处肯定还会存在，望读者批评指正，提出意见，以便我们及时更正。

出版者

二〇一七年三月

煤矿企业从业人员

目　　次

第一章
煤矿职业卫生综述

第一节　我国煤矿基本情况

一、我国煤矿的现状

1. 煤炭是我国的基础能源

煤炭占我国已探明化石能源保有经济可供储量的 97% 左右，是最丰富、最基础的能源资源。根据《全国煤炭资源潜力评价》初步成果和国土资源部《2011 年全国矿产资源储量通报》，截至 2011 年底，全国煤炭资源总量 5.99×10^{12} t。其中，累计探获煤炭储量 2.10×10^{12} t，潜在资源量 3.88×10^{12} t。从总体上看，我国资源条件总体上处于世界中等水平，具有以下特点：一是资源分布不平衡。西多东少、北富南贫，与生态环境和水资源呈逆向分布，晋陕蒙甘宁新六省区查明保有资源量占全国的 83%，生态环境脆弱，水资源仅占全国的 20% 左右。二是煤类分布不均衡。我国煤类齐全，褐煤和低变质烟煤数量占 55%，炼焦煤、无烟煤资源相对较少且分布不均，无烟煤保有资源储量仅占总量的 12%，中高变质煤种主要分布在山西、贵州、川南。三是煤质整体中等偏下。中高热值煤占总量的 92%，低灰和中灰煤占总量的 65% 以上，特低硫、低硫煤占 56%，但低灰且低硫优质煤炭资源较少。四是开采条件中等偏复杂。煤层埋藏较深，70% 以上资源埋深超过 300 m，适合露天开采的煤炭资源仅占 5%，开采条件以中等和复杂构造为主，水文地质条件简单~中等，瓦斯灾害比较严重。

2. 产业结构调整成效显著

近年来，国家以大基地、大企业、大煤矿、淘汰退出为主要抓手，优化煤炭开发布局、组织结构、生产结构，取得了显著成效。一是大型煤炭基地已成为综合能源基地的主体。建成了神东、准格尔、大同、朔州等一批亿吨级矿区，14 个大型煤炭基地产量已经由成立之初的 13.1×10^8 t 增加到 33×10^8 t，占全国的比重由 71.4% 提高到 88%。二是大企业是煤炭供应的中坚力量。一批区域性大型煤矿企业集团相继组建，初步形成了煤电、煤化等上下游产业一体化发展格局。全国煤矿企业由 2005 年的 14201 家减少到约 4300 家，亿吨级煤矿企业达到 9 家、产量 14.5×10^8 t，占全国的 38.7%。三是煤炭生产进入现代化大矿生产时代。2005 年以来累计关闭各类小煤矿 20094 处，淘汰落后产能 8.55×10^8 t。目前全国大型煤矿达到 1196 处、产能 37×10^8 t，占全国总产能的 66.1%，比 2005 年提高 23.7 个百分点，整体技术水平显著提高。

3. 科技创新能力显著提高

21 世纪以来，煤矿科技投入力度加大，行业科技贡献率从"十一五"末的 39.2% 提高到目前的 49.5%，总体生产力水平大幅提高。一是产学研相结合的技术创新体系逐步完善。全行业建成各类国家级科研平台 76 个、各级协同创新中心 17 个，涌现出一批科技创新领军人才，行业自主创新能力显著增强。二是一批重大关键技术取得突破。7 m 大采高综采关键技术与装备、世界首套全断面高效快速掘进系统在神东矿区成功应用，解决了煤气化、煤液化及煤制烯烃、煤制乙二醇等新型煤化工产业化、工程化和大型装备制造等难题，燃煤机组超低排放技术达到世界先进水平。三是煤炭工业技术面貌显著改善。目前全国煤矿采煤机械化程度达到 75% 以上，比 2005 年提高 30 个百分点；煤炭工业机械化、自动化、信息化步伐加快，投产了一批无人少人自动化工作面，在神东矿区建成了世界最大的亿吨级智能大型矿井群。

4. 产业协调发展稳步推进

加快煤炭与上下游产业融合是煤炭工业可持续发展的重要举措。一是煤电联营稳步发展。在煤办电方面，煤矿企业参股、控股电厂总装机容量约 1.7×10^8 kW，占全国火电装机的 17% 左右，其中神华已经超过中电投公司成为第五大发电公司。在电办煤方面，进军上游煤炭行业、实现煤电一体化已经成为发电企业的共识，目前五大电力企业开办煤矿总产能 3.2×10^8 t 左右，产量 2.6×10^8 t，约占全国电煤消费总量的 13%。二是煤炭转化示范项目建设取得积极进展。煤制油、煤制烯烃、煤制乙二醇、煤制气等现代煤化工均打通了工艺流程，产业规模快速增长。截至 2015 年底，全国已建成 20 套煤（甲醇）制烯烃、产能 792×10^4 t，4 套煤制油、产能 278×10^4 t，3 套煤制天然气、产

能 $31 \times 10^8 \, m^3$，12 套煤制乙二醇示范及产业推广项目、产能 $212 \times 10^4 \, t$。神华包头煤制烯烃项目已连续稳定运行 5 年，年均负荷率达到 90% 以上。伊泰 $16 \times 10^4 \, t/a$ 煤间接液化项目已连续稳定运行 6 年，装置负荷一直保持在 90% ~ 110% 水平。大唐克旗、新疆庆华等煤制气项目连续运行时间和生产负荷也不断提高。

5. 安全发展水平显著提升

煤矿安全是安全生产工作的重中之重，党中央、国务院始终高度重视。各地、各级部门扎实推进各项工作措施，安全生产形势持续稳定好转。一是安全发展理念深入人心，"党政同责、一岗双责、齐抓共管"的安全生产责任体系进一步完善，有力推动了部门监管责任和企业主体责任的落实。二是初步形成了以《中华人民共和国安全生产法》为核心、《煤矿安全规程》等部门规章为辅的煤矿安全法律法规标准体系，煤矿安全监管监察执法持续强化。三是深化小煤矿淘汰退出和重大灾害治理，实施安全费用提取使用制度和安全技术改造，煤矿安全保障能力显著提升。四是推动煤矿机械化、自动化、信息化和智能化等"四化"建设，推进安全质量标准化动态达标，加强班组建设，煤矿安全基础管理水平不断夯实。2015 年全国煤矿共发生事故 352 起、死亡 598 人，不到 2002 年的 1/10，连续 38 个月没有发生特别重大事故，为煤炭工业和国民经济社会持续健康发展作出了积极贡献。

6. 绿色发展取得积极进展

近年来，随着污染治理技术进步和企业重视程度提高，矿区生态环境保护和治理成效显著。一是绿色开采技术得到推广。陕北矿区、神东矿区保水开采、井下分布式水库技术示范稳步推进，冀中能源集团、新汶矿业集团等示范建设形成了井工矿采、选、充一体化的运行模式，晋城、两淮、松藻等矿区形成了煤炭与煤层气协调开发模式。二是资源综合利用步伐加快。原煤入选率达到 64.5%，比 2005 年提高 32.6 个百分点。煤矸石发电总装机容量突破 $3 \times 10^7 \, kW$，年利用煤矸石 $4.92 \times 10^8 \, t$。煤层气（煤矿瓦斯）抽采量达到 $180 \times 10^8 \, m^3$，利用率达 46%。矿井水利用量达到 $44.4 \times 10^8 \, m^3$，利用率超过 67%。三是生态文明矿山建设取得积极成效。全国采煤沉陷土地复垦 $3.6 \times 10^4 \, ha$，土地修复整治率达到 62%。先后建成了大同塔山、山西焦煤、安徽淮南、河南平顶山、山东新汶和辽宁抚顺等以煤电为核心、以资源综合利用和环境保护为特色的大型循环经济园区和生态文明示范建设矿区，取得了显著的经济和社会效益。

二、煤炭工业的发展形势

1. 未来一段时间煤炭仍是全球范围内最重要的基础能源

有关煤炭的争论已经存在了很长一段时间，时至今日煤炭依然是全球最重要的基础能源之一，未来较长一段时间地位难以替代。煤炭是世界上蕴藏量最为丰富的化石能源。按热值单位计算，煤炭的证实储量约占地球证实化石燃料资源总量的70%，广泛分布在全球100多个国家，按目前开采规模可供全球开采109年。目前看煤炭是最经济的能源资源。与石油、天然气相比，按同等热值计算，石油价格约为煤炭的5倍，天然气价格约为煤炭的3倍，即便是2008年煤炭价格飙升至150美元/t的历史最高位，仍然低于同期天然气价格。对于煤炭大量使用带来的环境污染、温室效应等问题，欧美等发达国家正在实施"去煤化"战略，但并没有完全退出市场，尤其在发电方面，煤炭仍然是许多欧美国家重要的发电燃料。对于印度等亚太地区大量发展中国家来说，比起冰川融化、环境污染，发展是首要问题，而工业化进程中煤炭是不可替代的唯一现实选择。从国家能源安全、资源赋存特点等现实情况看，中国经济的现在和未来依然要依靠煤炭。正如习近平总书记所讲，不要忘了我国煤炭资源丰富，要做好煤炭这篇文章，"煤老大"在较长一段时间内作为主体能源地位不会发生变化。

2. 世界煤炭产业已进入大变革、大调整的历史阶段

中国十几年的煤炭消费量和价格快速上涨，带动了主要产煤国投资热潮，产能过剩是全球性过剩。当前，全球环境承载压力日益突出，能源领域面临深刻变革。美国未来预测学者杰里米·里夫金在《第三次工业革命》一书中指出："我们正处于第二次工业革命和石油世纪的最后阶段，这是一个令人难以接受的严峻现实，因为这一现实将迫使人类迅速过渡到一个全新的能源体制和工业模式。"能源技术创新很可能成为"第三次工业革命"的引擎，新兴能源技术正以前所未有的速度加快迭代，传统化石能源绿色低碳高效利用是重点领域，将超乎想象地改变人类社会生产和生活方式。一方面，能源领域深刻革命对煤炭产业的影响已经开始显现。丹麦、西班牙、德国的风电电量已分别占本国用电量的28.8%、15%、10.6%，美国页岩气革命已经迫使世界原油价格下降近70%，国际财团及巨头正在剥离煤炭业务或资产，澳大利亚煤矿巨头

煤矿企业从业人员

力拓公司 2013 年以来已完成剥离资产 47 亿美元；近三年美国已经有 50 多家煤矿企业申请破产（2016 年 4 月全球第三大煤炭生产商美国皮博迪公司申请破产保护），巨头相继陨落，煤炭行业已经成为人们认为日益衰落的行业。另一方面，新一代信息技术正在催生煤炭生产技术革命。当前，物联网、云计算、大数据等信息技术与传统行业深度融合，正在触发新一轮科技革命和产业革命，形成新的生产方式、产业形态、商业模式和经济增长点。矿山系统工程与先进科学技术、管理理念、管理方式、管理手段以及 3G 移动互联网、光纤网络（FTTH）、物联网、云计算、大数据等新一代信息技术紧密结合，极大地改变了采矿工艺和组织管理方式，传统采矿业将借助"互联网＋"实现产业升级。在全球能源革命蓄势待发、环境制约和地缘政治变换加剧背景下，未来全球煤炭产业将加速调整和深度变革。

3. 煤炭工业彻底告别短缺时代、供应宽松是基本特征

产业发展存在诞生、成长、成熟和衰亡的周期性规律，是被证实的不可抗拒的客观规律。在英、美、德、日等发达国家的工业化工程中，煤炭工业均经历了由繁荣到衰退的发展阶段，呈现了较为明显的 S 形发展规律。新中国成立 60 多年来，我国煤炭供需状况起伏不断，但总体上接近于产业生命周期 S 形曲线。从煤炭产业生命周期看，我国煤炭产业已经经历了导入期和成长期，正步入成熟期。第一阶段，导入期（1949—2002 年）：行业总体上处于上升趋势，市场壁垒较低，市场秩序较为混乱，煤炭价格长期低于社会平均成本，生产技术水平不高。第二阶段，成长期（2002—2012 年）：高煤价支撑企业超额利润，大批企业转产进入煤炭生产领域，生产规模迅速扩张，产业由小型化分散生产向规模化集中生产转变，生产技术水平大幅提高。

从产业发展阶段看，经过导入期和成长期的发展，我国已经摆脱长期困扰经济社会发展的煤炭短缺问题。有关机构预测，2020 年后我国煤炭需求量逐步达到峰值 41×10^8 t 左右，2030 年后将加速回落。目前全国各类产能超过 57×10^8 t，产能刚性过剩严重。预计到 2030 年前，我国煤炭工业将处于成熟期，生产能力和扩大空间达到极限，产业进入壁垒很高，市场规模相对稳定，行业超额利润消失，兼并与淘汰成为发展的主旋律，技术创新成为产业发展的重要内容。预计到 2050 年前，我国煤炭工业将处于衰退期，生态环境约束加强，替代产品的替代作用增强，煤炭市场需求下降，煤炭在整个产业结构中的地位和作用持续下降。当前，我国经济进入新常态，能源需求强度下降，未来一段时间，煤炭供应宽松、煤价低位运行将是煤炭产业的主要特征，必须准确认识这一特征，积极应对各种机遇和挑战。

三、当前煤矿职业病防治存在的主要问题

1. 煤矿企业对职业病防治重视不够，投入严重不足

尘肺病等职业病具有迟发性和隐匿性，一般需要接尘 10～20 年才会发病，与安全生产事故短时间内造成群死群伤产生的后果不一样。因此，大量煤矿企业不像重视安全生产工作一样重视职业病防治工作，在粉尘危害防治方面投入的经费严重不足。多数煤矿企业只采取煤层注水、喷雾降尘等简单防治措施，很少应用先进的防降尘技术；很多企业已有的防降尘设施没有及时维护，成为摆设。一些煤矿企业为了节约成本，购买的防尘口罩等个体防护用品质量差、更换周期长、防尘效果和舒适性差，个体防护用品作为职业病防护的最后一道防线，失去了应有的作用。

2. 煤矿作业场所粉尘浓度监测数据与实际情况严重不符

煤矿采掘工作面总粉尘浓度达到几百甚至上千毫克/立方米，呼吸性粉尘浓度在 $50～60\ mg/m^3$，即使煤矿企业采取了规定的防降尘措施，采煤、掘进工作面的粉尘浓度仍远远超过国家职业卫生标准（国家职业卫生标准：煤尘总粉尘的限值为 $4\ mg/m^3$，呼吸性粉尘的限值为 $2.5\ mg/m^3$）。一些煤矿企业为了应付监管部门和上级单位的考核或检查，要求职业卫生技术服务机构直接出具虚假粉尘检测报告；或者在检测时弄虚作假，要求检测机构在减产、停产维修等非正常生产状态下进行检测；还有一些煤矿企业日常监测存在两套数据，一套真实数据用于指导生产实际，另一套编造的虚假数据用于应付各类检查与考核。

3. 现行的国家粉尘标准严重不适用

我国的职业接触限值标准基本上是引用美国等发达国家的推荐标准，甚至比其更为严格。调查结果显示，由于我国井工煤矿地质结构复杂，加之现阶段经济、技术条件所限，即使我国目前井下条件最好的矿井，采用了全部的防降尘措施，采煤工作面的呼吸性粉尘浓度也在 $20\ mg/m^3$ 以上，远远超过 $2.5\ mg/m^3$ 的国家职业卫生标准。如果安全监管监察部门严格执行《中华人民共和国职业病防治法》（简称《职业病防治法》）第二十六条和法律责任条款的有关规定，全国绝大多数煤矿采掘工作面都需要被警告、罚款、停止作业甚至关闭。

但实际情况是，安全监管监察部门鲜有因煤矿作业场所粉尘浓度超标而罚款、停止作业的处罚，更没有因严重超标而关闭的，法律权威性和严肃性因标准的不适用性而大打折扣。

4. 接触职业病危害的劳动者职业健康体检问题突出

一些煤矿企业为节约成本，人为减少职业健康体检人数、延长体检周期。2010 年以前国有煤矿的职业健康体检率在 50% 左右，地方和乡镇煤矿更低。近年来随着宣传和执法力度的加大，除了一些乡镇或个体煤矿外，大部分煤矿企业都很重视岗前体检，防止职业病流入企业，但是对在岗期间的体检还不够重视。大型国有企业基本能做到在岗期间体检，但有些企业只给采煤、掘进等主要工种体检，有些企业则将体检周期延长到 3~4 年，而地方或乡镇煤矿的在岗体检率就很难保证了。离岗体检率就更低，只有少数大型煤炭集团才对退休人员进行体检，而退休人员的尘肺病检出率更高，是在岗人员的 2 倍以上。

5. 职业病诊断鉴定问题严重

一些煤矿企业预先设定职业病控制或考核指标，与职业健康体检机构或职业病诊断机构沟通，控制尘肺病的诊断比例，即使发现疑似病例，企业也不及时提交诊断。由于职业病诊断、鉴定需要企业提供职业接触史、职业健康监护档案、工作场所历年职业病危害因素检测结果等资料，如果煤矿企业不提供相关资料，劳动者要想获得这些资料进行诊断鉴定是难之又难，维权之路漫长而坎坷。由于职业病诊断机构数量所限和诊断技术水平问题，以及体检机构胸片质量差或医师读片水平低，使得尘肺诊断漏诊率高。农民工职业健康体检和诊断问题突出。农民工的岗位大多在煤矿井下一线，工资相对较高，如果体检发现问题或诊断出尘肺病，就要调离一线岗位，到其他辅助岗位，工资就会大幅度减少，有的甚至会被辞退，而农民工一般来自贫困地区，他们的收入是家里最主要的经济来源。因此，为了养家糊口，他们不想丢掉这份工作，这导致相当数量的农民工不愿意参加职业健康体检，更不愿意进行职业病诊断。职业病报告漏报率高。卫生计生部门要求各职业病诊断机构在完成职业病诊断后要将职业病病例进行上报，但实际工作中漏报问题很严重。

6. 农民工尘肺病持续高发问题不可小视

农民工大多来自经济欠发达地区，家庭负担重，外出打工解决温饱问题目前仍是农民工的主要需求。由于其文化程度低，缺少一技之长，限制了他们的职业选择，大多只能从事一些环境比较恶劣、低端的体力劳动。由于文化水平低，对工作场所存在的职业病危害了解较少，对危害导致的后果缺乏基本的认识，缺少自我防护的意识。从调查结果看，现阶段农民工已经成为产业工人的主体，大量职业病危害严重的岗位使用的基本都是农民工。煤矿一般与农民工签订5～10年劳动合同，合同期满后解聘，农民工为了养家还要换个地方接着再找，常常辗转多家企业，有的农民工为了得到工作的机会常常隐瞒职业史，甚至找人替代进行上岗前体检。一些农民工回乡后发现患上职业病，由于工作的流动性强，劳动关系不确定，无从诊断，更谈不上补偿。农民工返乡后因患职业病致贫、返贫事件屡屡发生。

7. 工伤保险预防作用有待发挥

按照《职业病防治法》的要求，企业应为劳动者缴纳工伤保险，劳动者在诊断出职业病并经过劳动能力鉴定后，可享受补偿和免费治疗。我国大多数省、自治区的工伤保险实行的是市级甚至县级统筹，各地根据自己的情况制定赔付政策，致使各地的工伤赔付比例差异较大。其中一些大型国企因为退休人员多，负担重，工伤保险对他们实行内部管理封闭运行，进行统筹统支。工伤保险对职业病的支付有诊疗范围和用药范围限制，从诊疗方法到药物目录都是一些最基本的，一些有效的治疗方法和药物没有纳入工伤保险的报销范围，造成一些职业病患者个人无力承担相关费用，放弃有效的治疗方法和管用的治疗药物。我国工伤保险基金在职业病防治方面主要是用于职业病的治疗，医疗费占保险金支付的46%，用于预防和康复的费用仅占3%，工伤保险基金的预防作用没有得到应有的发挥。

第二节　我国煤矿作业场所的主要职业病危害因素

我国煤炭储量居世界第3位，但与其他国家相比有分布不均匀、地质条件复杂、开采难度大、生产工艺落后的特点。煤炭开采形式囊括了世界上所有的开采方式，主要有露天开采和井工开采。煤炭开采过程中产生了粉尘、噪声、振动、高温、高湿、有毒有害气体等所有职业病危害因素，在煤炭深加工及其产业链延伸的生产过程和工艺中，也存在噪声、振动、有毒有害气体等职业病危害因素。这些因素对职工的健康和生命构成了威胁，职业病和与工作有关的疾病的发病率一直呈逐年上升趋势。我国煤矿作业场所的主要职业病危害因素如下。

煤矿企业从业人员

一、煤矿粉尘

在煤矿开采过程中产生的粉尘称为煤矿粉尘。依据煤矿粉尘在井下存在的状态可将其分为浮尘和落尘。浮尘是指悬浮在空气中的粉尘；落尘是指在生产环境空气中由于重力作用沉积在生产工作面、井下巷道周边等处的粉尘。在煤矿井下采煤、掘进、运输及提升等各生产过程中的所有作业，如打眼、爆破、清理工作面、装载、运输、转载、顶板控制等过程，均能产生煤矿粉尘。据统计，80%的煤矿粉尘来自于采掘工作面。影响煤矿粉尘产生量的主要因素如下：

（1）机械化程度。随着采掘机械化程度的提高，产生的煤矿粉尘浓度也相应增大。据统计，采煤工作面的总粉尘浓度大致为：综采工作面为 200 ~ 300 mg/m³，有的可达 4000 ~ 8000 mg/m³；机采工作面为 100 ~ 200 mg/m³；炮采工作面为 50 ~ 100 mg/m³。

（2）采煤方法。采煤方法不同，产生的粉尘量也不同。例如，急倾斜煤层采用倒台阶采煤法产生的煤尘较大，采用全部垮落法处理采空区要比采用充填法处理采空区所产生的煤尘量大。

（3）采掘机械的结构。采用宽截齿，合理的截割速度、牵引速度、截割深度及截齿排列，均能减少粉尘产生量。

（4）地质结构。遇有断层、褶曲的地区，因沉积岩侵入等因素使地质结构遭到破坏，在这些地区开采时产生的粉尘量也大。

（5）煤层本身的特点。例如，脆性大、结构疏松、干燥的煤层，开采时产生的粉尘量大。

上述因素是产生粉尘的内在因素，但若采取有效的防尘、降尘措施，则煤矿粉尘浓度会大大降低。

二、煤矿噪声

煤炭行业是高噪声行业之一，噪声污染相当严重。煤矿噪声声压等级高且声源分布广，从井下的采煤、掘进、运输、提升、通风、排水、压气，到露天煤矿的开采、地面选煤厂的分选加工以及机电设备的装配维修等，噪声无处不在。

1. 露天煤矿的噪声源及暴露噪声的工种

露天煤矿噪声危害普遍存在，采矿、运输过程中使用的主要大型设备，如钻机、斗容电铲、载重自卸车、推土机、破碎机、带式输送机，在运转过程中都会产生强度不等的噪声。

露天煤矿噪声的特点是噪声强度较低，以中低频为主。例如，链条式推土机的噪声强度为 92 ~ 95 dB(A)，翻斗运输车的噪声强度为 85 ~ 89 dB(A)，电镐的噪声强度为 68 ~ 80 dB(A)，破碎机的噪声强度为 68 ~ 72 dB(A)。

露天煤矿暴露噪声的主要工种有穿孔机操作工、挖掘机司机、排土设备司机、矿用重型汽车司机、把钩工、翻车机司机、钢缆皮带操作工、转载站和驱动站看护工、露天坑下普工等。

2. 井工煤矿的噪声源及暴露噪声的工种

井下凿岩、打眼、爆破、割煤、运输、机修、通风等作业环节使用的风动凿岩机、风镐、风扇、煤电站、乳化液机、采煤机、掘进机、带式输送机等是井下常见的噪声源。此外，局部通风机、空气压缩机、提升机、水泵、刮板输送机也是主要噪声源。

井下噪声的特点是强度大、声级高、声源多、干扰时间长、反射能力强、衰减慢等。例如，气动凿岩机的噪声强度可达 120 dB(A) 以上，刮板输送机的噪声强度可达 92 ~ 95 dB(A)。

井工煤矿暴露噪声的主要工种有掘进工、采煤工、辅助工、锚喷工、注浆注水工、维修工和水泵工等。

3. 选煤厂的噪声源及暴露噪声的工种

选煤厂的噪声主要存在于破碎、输送、筛选/跳汰、水洗/浮选、过滤、干燥等工段。主要噪声源有提升机、带式输送机、通风机、空气压缩机、破碎机、振动筛、洗煤机、脱水机、真空泵、溜槽、鼓风机、运输机械等。

选煤厂的噪声特点是强度大、声级高、连续噪声多、频带宽等。例如，轴式主要通风机的噪声强度可达 110 ~ 125 dB(A)，振动筛的噪声强度可达 112 ~ 117 dB(A)。

选煤厂暴露噪声的主要工种有选煤技术检查工、选煤集中控制操作工、选煤干燥工、选煤供料工等。

三、煤矿高温

煤矿井下生产环境相对较差，工人劳动强度大，对广大煤矿工人的身心健康产生了很大影响。随着矿井开采深度的增加，机械化程度越来越高，由此产

煤矿企业从业人员

生的机械散热也越来越大，矿井中高温、高湿等热害问题显得越来越突出。热害已成为矿井的自然灾害之一。

煤矿井下的温度由于规模的大小、地层条件和离地面的深度、有无机械通风设备及其效果等不同而有很大差别。一些规模较大的矿井，由于设备比较完善合理，既可实现良好通风，又可降低井内温度（井下适宜温度为 12 ~ 20 ℃）和湿度。而一些中小型矿井或地形比较复杂的矿井，则因缺乏充分的通风设备，或通风效果很差，往往导致井内温度高、湿度大，从而给矿工健康带来很大危害。此外，矿工较多的时间从事地下作业，接受日照较少，对健康也有不利影响。

造成矿井气温升高的热源很多，有相对热源和绝对热源两种。相对热源的散热量与周围气温有关，如高温岩层和热水散热；绝对热源的散热量受气温影响较小，主要是机电设备、化学反应和空气压缩等热源散热。高温岩层散热是导致矿井空气温度升高的重要原因，它主要通过井巷岩壁和垮落、运输中的矿石与空气进行热交换而使矿井空气温度升高；当矿井中有高温水涌出时，也将影响整个矿井的微气候，从而使矿井温度略有升高。

从总体上看，造成矿井高温热害的主要因素有地热、采掘用机电设备运转时的放热、运输中的矿石和矸石放热及风流压缩放热。就个别而言，矿井内高温水涌出及矿物强烈氧化等也可形成高温热害。

另外，造成矿井高温的原因还有以下几个：一是矿井开采深度大，岩石温度升高；二是地下热水涌出，地下热水易于流动，且热容量大，是良好的载热体；三是通风不良，风量偏低，从而导致采掘工作面气温较高。

四、煤矿振动

煤矿井下常用的振动工具有活塞式捶打工具、固定式转轮工具和手持式转动工具。

1. 活塞式捶打工具

活塞式捶打工具多以压缩空气为动力，如凿岩机、气锤、风铲机、捣固机、铆钉机等。

2. 固定式转轮工具

在使用固定式转轮工具时，工人通过操作被加工的物体而暴露于振动，如砂轮机、抛光机、电锯、钢丝抻拔机及各种固定式研磨机等。

3. 手持式转动工具

手持式转动工具以压缩空气、电动机或引擎为动力，如手持研磨机、风钻、电钻、手摇钻、喷砂机、钻孔机、链锯（油锯）、金刚砂磨轮、清洁机、振动破碎机等。

此外，采矿、运输过程中使用的大型设备，如钻机、斗容电铲、载重自卸车、推土机、破碎机、带式输送机，在运转过程中都会产生程度不等的振动。

五、煤矿氮氧化物

煤矿作业场所氮氧化物的主要来源有：

（1）露天煤矿坑下爆破采煤、井下岩巷爆破及煤巷爆破等作业使用的炸药多为硝酸铵类炸药，主要成分为硝酸铵、三硝基甲苯等，爆破时产生的烟气中含有大量的氮氧化物。爆破后人员过早进入爆破现场可引起炮烟中毒。

（2）地下矿井的意外事故，如发生火灾时可产生氮氧化物。

（3）采煤、掘进、运输等柴油机械设备工作时的尾气排放。

六、煤矿碳氧化物

煤炭开采中会产生碳氧化物（即一氧化碳和二氧化碳）的工序如下：

（1）岩巷爆破。在打眼形成的炮眼内填入炸药、炮泥，连接爆破母线后引爆，破碎岩壁形成原始巷道。产生的有害因素主要是矽尘、氮氧化物、一氧化碳、二氧化碳、噪声等。

（2）煤巷爆破。在打眼形成的炮眼内填入炸药、炮泥，连接爆破母线后引爆，形成工作面巷道、运输巷道、材料巷道和采煤工作面。产生的有害因素主要是矽尘、煤尘、氮氧化物、一氧化碳、噪声等。

（3）采煤打眼。用各种型号的打眼机械或工具，在采煤工作面上打眼钻孔，以便放置炸药，进行爆破采煤，或打眼形成槽洞，以便进行水压冲击采煤。产生的有害因素主要是煤尘、一氧化碳、噪声、振动等。

（4）水力采煤。使用高压水枪，利用强大的水压冲击采煤工作面以破碎煤块，进行采煤。产生的有害因素主要是煤尘、一氧化碳、甲烷、噪声、高湿等。

（5）机械采煤。操纵采煤机，在采煤工作面进行截割采煤。产生的有害因素主要是煤尘、一氧化碳、硫化氢、甲烷、噪声等。

（6）采煤装载。将爆破破碎后的煤块或机械割下的煤块用铁铲等工具撮入运输系统，清理采煤工作面，为下一轮采煤做好准备。产生的有害因素主要是煤尘、硫化氢、一氧化碳、甲烷等。

（7）采煤支护。用金属网加固采煤工作面顶部，以支护顶板和采空区坑壁，防止顶板下陷；或者用铁质或木质支柱支撑采煤工作面顶部，并回收采空区可用的支撑材料。产生的有害因素主要是煤尘、硫化氢、一氧化碳、甲烷等。

二氧化碳主要存在于长期不开放的各种矿井（煤井）中，当发生二氧化碳突出时，大量二氧化碳会喷涌出来。

当矿井发生爆炸事故时，燃烧会产生大量一氧化碳。

七、煤矿硫化氢

硫化氢是自然界硫循环的主要物质之一，一般为某些化学反应（如硫化反应、水解反应等）和动、植物蛋白质被细菌分解的产物。因此，地壳中凡存在硫及其化合物的地方，尤其是低洼积水、通风不良的地方都可能存在硫化氢气体，如火山附近、煤矿中黄铁矿的分解、油井下风向处、深谷中均存在高浓度的硫化氢。天然气、矿泉水和火山喷气中也常存在硫化氢气体。

硫化氢是煤炭生产中常见的有毒有害气体之一。一般情况下，煤矿瓦斯中硫化氢气体含量很低。但是，不少煤矿瓦斯中硫化氢气体含量异常，即瓦斯中硫化氢气体的浓度大于 0.006%，严重影响了煤炭资源的开发。

1. 煤矿硫化氢气体的成因

研究表明，煤炭中形成硫化氢的原因有 3 种，即生物化学成因（包括生物降解和微生物硫酸盐还原）、热化学成因（包括热化学分解和硫酸盐热化学还原）和岩浆成因。生物化学成因是指在微生物的作用下，有机质被分解而产生硫化氢气体，这种方式出现在煤化作用早期（泥炭—褐煤阶段），生成的硫化氢气体规模和含量不会很大，也难以聚积。但在地下水的作用下，微生物硫酸盐的还原作用可在低中煤级地区形成次生的硫化氢气体。热化学成因是指当煤系中的硫酸盐和气态烃接触时，可能发生氧化还原反应，硫酸盐被还原，气态烃被氧化，产生硫化氢气体，这种方式形成的硫化氢气体的浓度一般小于1%，而且在煤系抬升过程中或在地下水作用下大多逸散，但后期在岩浆热力作用下新形成的硫化氢气体赋存到煤层中，容易造成硫化氢气体异常。岩浆成因是由于地球内部硫元素的丰度远高于地壳，岩浆活动使地壳深部的岩石熔融并产生含硫化氢的挥发成分。由于煤系中的硫化氢含量主要取决于侵入煤系的岩浆成分、气体运移条件等，因此含量极不稳定。但在特定的运移和储集条件下也容易造成矿井瓦斯中硫化氢气体异常。

2. 煤矿生产过程中硫化氢气体的来源

井下硫化氢气体超标，主要原因是煤质含硫及硫化物浓度太高，通风条件差。硫化氢多滞留于煤矿巷道底部。煤矿生产过程中的硫化氢气体常来源于以下几个方面：

（1）煤炭地质勘探过程中钻探打孔时硫化氢气体可从煤及岩层内逸出。

（2）煤炭露天开采时，硫化氢气体来源于煤的低温焦化。

（3）煤矿井下旧巷和采空区积水或矿井发生透水事故进行排水时，随着水位下降，积存在被淹井巷中的硫化氢气体可能会大量逸出。

（4）煤矿井下残采，由于煤层厚度变化和赋存情况极不稳定、残采面通风困难，且残采阶段的矿井大多被采空区所覆盖，井下积水较多，因此常出现高浓度的硫化氢气体。

（5）井下爆破产生硫化氢。

八、煤矿甲烷

甲烷俗称沼气、煤层气、坑气，是吸附在煤层中的可燃性气体。在煤炭开采过程中，常将甲烷与其他气体组成的混合气体称为瓦斯。甲烷是瓦斯的主要成分，占 80% 以上。

矿井甲烷是经地壳运动被埋入地下的亿万年前的古代植物，在地热和厌氧细菌的作用下与煤同时生成的。每生成 1 t 煤，可同时生成 400 m^3 以上的甲烷，但在漫长的地质年代中，大量的甲烷已逸散出去，只有少量的甲烷保存在煤层中。在采掘过程中煤层、岩层、采空区中会放出甲烷，在生产过程中也会产生甲烷。一般每采 1 t 煤可逸散出 30 m^3 甲烷，而在深矿井中高达 60 m^3。

第三节　我国煤矿职业病发病情况

一、煤工尘肺

在煤矿的诸多职业病危害中，粉尘危害居首位。长期接触含二氧化硅的粉尘，可以导致煤工尘肺。我国煤工尘肺严重的原因概括起来有以下几个方面：

一是煤矿开采条件艰苦、复杂，职业病危害严重，而且以井工开采为主，给职业病危害因素的控制带来了巨大的挑战。

二是生产工艺落后，机械化开采的比重低。新中国成立初期至20世纪五六十年代，由于我国国民经济的大跃进式发展，对煤炭的需求急剧增加，煤炭几乎成了经济发展的命脉。煤矿建设极度膨胀，煤炭从业人数居世界首位，保障国民经济发展的煤炭产量靠的是"人民战争"。

三是防尘措施不力，没有树立预防为主的观念。虽然投入了一定的资金，但绝大多数煤矿的粉尘浓度没有达到卫生标准，有的超标上百倍甚至上千倍，加之重工伤事故轻职业病预防的问题长期得不到改善，粉尘造成的严重后果逐步显现。

四是煤矿工人的文化程度低，平均受教育程度仅在初中以下，本身对职业病危害知之甚少，加之缺乏有效的职业卫生培训，对粉尘的危害置若罔闻，干式作业、不佩戴防护用品等问题屡禁不止。

五是对粉尘的危害认识不足，尤其是对尘肺发病的滞后性缺乏足够的认识，防尘措施不当。我国以尘肺为主的职业病长期得不到改善，已经引起了各国的广泛关注。尤其在世界上多数国家尘肺已经成为历史的今天，从某种意义上讲，已经影响到我国的国际形象。

我国的尘肺病主要表现出以下特点：

（1）职业病人基数大。据国家卫生计生委报告，截至2015年底我国累计报告职业病892814例，其中累计报告尘肺病803254例，约占总数的90%。2015年报告的29180例职业病例中尘肺病例26081例，占89.4%，其中煤炭开采与洗选行业尘肺病的报告病例数为11468例，约占全国尘肺病报告病例数的44%。这些数字仅仅是职业病诊断鉴定机构报告的数字，由于职业健康检查率低、农民工流动性大等原因，估计我国实际的尘肺病人总数要远高于报告病例数。

（2）发病率保持在较高水平。我国的尘肺除发病基数大外，还有一个显著特点是发病率高。2010年以来我国平均每年新发尘肺病例都在2万例以上。尘肺发病率高：一是说明多年来累积的粉尘危害一直处于持续的状态，没有得到很好的改善，潜伏期过后，发病是必然现象；二是说明工作场所的粉尘浓度没有达到卫生标准，起码在尘肺的平均潜伏期内工作场所粉尘浓度以超标作业为主；三是工人没有采取有效的防护措施，或者防护措施不力。虽然国有大中型企业在 20 世纪 50—60 年代采取的防尘措施收到了一定的效果，但是改革开放以来出现了大量的中小微型企业，如小钢铁厂、小水泥厂、小煤矿、小铁矿及石料加工厂，这些企业的职业卫生管理基础薄弱，工作场所的粉尘浓度严重超标，导致尘肺病等职业病多发。

（3）尘肺的病情严重。在我国，煤工尘肺病人的病期构成与国际平均水平相比，贰、叁期病人所占的构成比例较大。一般来说，生产无烟煤的煤矿叁期尘肺构成比例在 10%～15%，最高可达 25% 以上；生产烟煤的煤矿叁期尘肺构成比例在 5%～10%，最高可达 20%；生产褐煤的煤矿和露天煤矿叁期尘肺较少。贰期尘肺病人的构成比例也有类似的规律。

二、其他职业病

根据大量职业流行病学调查资料可知，除煤工尘肺外，对我国煤矿工人和职工的健康危害较大的职业病还有噪声聋、手臂振动病、氮氧化物中毒、一氧化碳中毒和中暑等。噪声聋主要见于露天开采的重型汽车司机、井下开采的爆破工、噪声严重的机械（如掘进机、带式输送机、割煤机、装载机等）操作工。煤矿工人手臂振动病是煤矿某些工种长期使用风钻掘进的职业病之一，主要见于井下掘进工、露天开采的重型汽车司机等。氮氧化物中毒主要见于爆破工。一氧化碳中毒主要见于爆破工、瓦斯监测人员、救护人员等。中暑主要见于某些井下高温场所作业的工种。

三、工作有关疾病

煤矿工人由于长期暴露于粉尘、噪声、振动等职业病危害中，加之倒班、不良工作体位等影响，使得某些疾病的发病率在这些特殊人群中比一般人高，但又不能完全用职业病危害来解释。也就是说，其发病率比一般人群高，只有部分能用与职业暴露因素有关来解释，或者特定的职业暴露因素成为疾病发生的辅助因素。根据流行病学调查资料可知，煤矿工人中常见的工作有关疾病，按患病率高低主要有煤矿工人慢性支气管炎、慢性胃炎、腰背痛、消化性溃疡、慢性鼻炎、风湿性关节炎等。由于煤矿的特殊环境，尤其是井下的工作环境，有利于病原微生物或寄生虫的滋生与传播，还有一些传染性疾病在煤矿工人中也较常见，有的患病率明显比其他人群高，主要有肺结核。

尘肺结核是煤工尘肺主要的合并症，也是尘肺病人死亡的主要原因之一。

大量的流行病学资料显示，煤矿作为特殊的社区，结核病的发病率不但在尘肺病人中高，而且在矿区非接尘人员中的发病率也较其他人群高。煤工尘肺是以肺部纤维化为主的全身性疾病，而尘肺结核是尘肺最常见的合并症之一。煤工尘肺病人肺部纤维增生，血管床遭到破坏，造成肺循环不良和供血不足，使药物不易在结核病灶内达到有效的杀菌浓度；再由于尘肺对巨噬细胞具有细胞毒性作用，使大量巨噬细胞变性、坏死、崩解，同时煤工尘肺病人外周血中 T淋巴细胞减少，因此使入侵的结核菌得不到及时吞噬、消化和消除，造成结核难治。可以看出，尘肺合并结核后对肺功能的损害不是简单的叠加，而是相互促进，相互加重病情，使治疗效果明显降低，病死率明显升高。尘肺结核的患病率随尘肺期别的进展而逐渐增加，这是尘肺和结核两种疾病互相促进的结果。

尘肺结核患病率较高的危害已经被大家所关注，目前存在的主要问题：一是结核的患病率近十几年呈上升趋势，与 20 世纪 50 年代相比，呈死灰复燃之态；二是难治型结核明显增加，主要与结核杆菌的耐药性增强有关；三是结核复发率增加。我国已经将结核作为主要控制的传染病之一，对特殊人群的防治也投入了大量的资金、人力和物力。

煤矿工人中慢性支气管炎的患病率仅次于尘肺结核。

第四节　职业卫生相关法律、法规、规章和标准

一、职业卫生法律法规体系

我国职业卫生法律法规体系具有五个层次：

第一层次，宪法。宪法是国家的根本大法，具有最高的法律效力，一切法律、行政法规、地方法规、规章都不得同宪法相抵触。《中华人民共和国宪法》第四十二条规定："国家通过各种途径，创造劳动就业条件，加强劳动保护，改善劳动条件，并在发展的基础上，提高劳动报酬和福利待遇。"加强劳动保护，改善劳动条件，这是对我国的职业卫生工作的总体规定。

第二层次，法律。法律是由全国人大及其常委会制定的。例如《职业病防治法》《中华人民共和国安全生产法》《中华人民共和国劳动法》(简称《劳动法》)等。

第三层次，行政法规。行政法规是国务院根据宪法和法律制定的。例如《中华人民共和国尘肺病防治条例》《使用有毒物品作业场所劳动保护条例》《放射性同位素与射线装置放射防护条例》《女职工劳动保护特别规定》等。

第四层次，地方性法规。地方性法规是由省、自治区、直辖市、省和自治区的人民政府所在市、经国务院批准的较大的市人大及其常委会，根据本行政区域的具体情况和实际需要制定和颁布的、在本行政区域内实施的规范性文件的总称。

第五层次，规章。规章是由国务院各部、委员会、中国人民银行、审计署和具有行政管理职能的直属机构，省、自治区、直辖市和较大的市人民政府制定的。部门规章由部门首长签署命令并予以公布，地方政府规章由省长、自治区主席或者市长签署命令并予以公布。

这些法律法规对企业的职业卫生提出了全面、具体的要求。

职业卫生标准属于职业卫生技术法规。职业卫生标准是以保护劳动者健康为目的，对劳动条件的各种卫生要求所做的统一规定。职业卫生标准在预防和控制职业病危害中具有特别重要的地位，是进行预防性和经常性职业卫生监督的重要依据，是制订职业卫生法规的基础。

二、主要职业卫生法律、法规、规章、标准及规范性文件

（一）职业卫生相关法律

1.《职业病防治法》

《职业病防治法》是我国预防、控制和消除职业病危害，防治职业病，保护劳动者健康及其相关权益的一部专门法律。该法于 2001 年 10 月 27 日由第九届全国人民代表大会常务委员会第二十四次会议通过，2002 年 5 月 1 日起施行。《职业病防治法》确立了我国"预防为主、防治结合"的职业病防治工作基本方针和"分类管理、综合治理"的职业病防治管理原则。《职业病防治法》对用人单位提出了三项总体要求：一是应当为劳动者创造符合国家职业卫生标准和卫生要求的工作环境与条件，并采取措施保障劳动者获得职业卫生保护；二是应当建立、健全职业病防治责任制，加强对职业病防治的管理，提高职业病防治水平，对本单位产生的职业病危害承担责任；三是必须依法参加工伤保险。《职业病防治法》对用人单位明确规定了职业病前期预防要求、劳动过程中的防护与管理要求；明确了关于职业病的诊断管理、对职业病病人的

治疗与保障等方面的内容。

2011 年 12 月 31 日，第十一届全国人民代表大会常务委员会第二十四次会议审议通过了《关于修改〈中华人民共和国职业病防治法〉的决定》，修改后的《职业病防治法》主要有三点变化：一是进一步明确和理顺了安全监管、卫生、人力资源社会保障部门在职业病防治中的监管职责；二是加大了对职业病病人的保障力度，从诊断、鉴定、仲裁、救助等方面作出了详细规定；三是加大了对违反《职业病防治法》行为的处罚力度，强化了源头控制。

2016 年 7 月 2 日第十二届全国人民代表大会常务委员会第二十一次会议再次对《职业病防治法》进行了修改，修改后的《职业病防治法》，取消了安全监管部门实施的新建、扩建、改建建设项目和技术改造、技术引进项目（不含医疗机构可能产生放射性职业病危害的建设项目）职业病危害预评价报告审核、职业病危害严重的建设项目的防护设施设计审查、建设项目职业病防护设施竣工验收等行政审批事项，并对相关法律责任作了修改。

2. 《劳动法》

《劳动法》是为了保护劳动者的合法权益，调整劳动关系，建立和维护适应社会主义市场经济的劳动制度，促进经济发展和社会进步而制定的法律。其涉及职业安全卫生方面的内容主要包括以下几点。

1）劳动安全卫生要求

（1）规章制度要求。用人单位必须建立、健全劳动安全卫生制度，严格执行国家劳动安全卫生规程和标准，对劳动者进行劳动安全卫生教育，防止劳动过程中的事故，减少职业病危害。

（2）"三同时"要求。劳动安全卫生设施必须符合国家规定的标准。新建、改建、扩建工程的劳动安全卫生设施必须与主体工程同时设计、同时施工、同时投入生产和使用。

（3）劳动防护用品及体检要求。用人单位必须为劳动者提供符合国家规定的劳动安全卫生条件和必要的劳动防护用品，对从事有职业病危害作业的劳动者应当定期进行健康检查。

（4）特种作业人员培训要求。从事特种作业的劳动者必须经过专门培训并取得特种作业资格。

2）女职工和未成年工特殊保护

禁止安排女职工从事矿山井下、国家规定的第四级体力劳动强度的劳动和其他禁忌从事的劳动；不得安排女职工在经期从事高处、低温、冷水作业和国家规定的第三级体力劳动强度的劳动；不得安排女职工在怀孕期间从事国家国家规定的第三级体力劳动强度的劳动和孕期禁忌从事的劳动。对怀孕 7 个月以上的女职工，不得安排其延长工作时间和夜班劳动；不得安排女职工在哺乳未满 1 周岁的婴儿期间从事国家规定的第三级体力劳动强度的劳动和哺乳期禁忌从事的其他劳动，不得安排其延长工作时间和夜班劳动；不得安排未成年工从事矿山井下、有毒有害、国家规定的第四级体力劳动强度的劳动和其他禁忌从事的劳动。

用人单位应当对未成年工定期进行健康检查。

3.《中华人民共和国劳动合同法》

《中华人民共和国劳动合同法》是为了完善劳动合同制度，明确劳动合同双方当事人的权利和义务，保护劳动者的合法权益，构建和发展和谐稳定的劳动关系而制定的法律。适用于中华人民共和国境内的企业、个体经济组织、民办非企业单位等组织（以下称用人单位）与劳动者建立劳动关系，订立、履行、变更、解除或者终止劳动合同。国家机关、事业单位、社会团体和与其建立劳动关系的劳动者，订立、履行、变更、解除或者终止劳动合同，依照该法执行。2012 年 12 月 28 日第十一届全国人民代表大会常务委员会第三十次会议通过了《关于修改〈中华人民共和国劳动合同法〉的决定》，对劳务派遣用工进行了规范，以保障被派遣劳动者的合法权益。其涉及职业卫生的内容主要包括以下几点。

1）协商与公示要求

用人单位在制定、修改或者决定有关劳动安全卫生、劳动报酬、工作时间、休息休假、保险福利、职工培训、劳动纪律以及劳动定额管理等直接涉及劳动者切身利益的规章制度或者重大事项时，应当经职工代表大会或者全体职工讨论，提出方案和意见，与工会或者职工代表平等协商确定。

在规章制度和重大事项决定实施过程中，工会或者职工认为不适当的，有权向用人单位提出，通过协商予以修改完善。

用人单位应当将直接涉及劳动者切身利益的规章制度和重大事项决定公示，或者告知劳动者。

2）三方机制要求

县级以上人民政府劳动行政部门会同工会和企业方面代表，建立健全协调

煤矿企业从业人员

劳动关系三方机制，共同研究解决有关劳动关系的重大问题。

3）职业病危害告知要求

用人单位招用劳动者时，应当如实告知劳动者工作内容、工作条件、工作地点、职业病危害、安全生产状况、劳动报酬，以及劳动者要求了解的其他情况；用人单位有权了解劳动者与劳动合同直接相关的基本情况，劳动者应当如实说明。

4）劳动合同内容要求

劳动合同的条款包括九条，其中第八款为劳动保护、劳动条件和职业病危害防护。

5）劳动者的权利

劳动者拒绝用人单位管理人员违章指挥、强令冒险作业的，不视为违反劳动合同。劳动者对危害生命安全和身体健康的劳动条件，有权对用人单位提出批评、检举和控告。

用人单位未按照劳动合同约定提供劳动保护或者劳动条件的，劳动者可以解除劳动合同。其他可以解除劳动合同的情形是：未及时足额支付劳动报酬的；未依法为劳动者缴纳社会保险费的；用人单位的规章制度违反法律、法规的规定，损害劳动者权益的；因本法第二十六条第一款规定的情形致使劳动合同无效的；法律、行政法规规定劳动者可以解除劳动合同的其他情形。

用人单位以暴力、威胁或者非法限制人身自由的手段强迫劳动者劳动的，或者用人单位违章指挥、强令冒险作业危及劳动者人身安全的，劳动者可以立即解除劳动合同，不需事先告知用人单位。

从事接触职业病危害作业的劳动者未进行离岗前职业健康检查，或者疑似职业病病人在诊断或医学观察期间的，用人单位不得依照本法第四十条、第四十一条的规定解除劳动合同。其他情形还包括：在本单位患职业病或者因工负伤并被确认丧失或者部分丧失劳动能力的；患病或者非因工负伤，在规定的医疗期内的；女职工在孕期、产期、哺乳期的；在本单位连续工作满十五年，且距法定退休年龄不足五年的；法律、行政法规规定的其他情形。

6）集体合同

企业职工一方与用人单位通过平等协商，可以就劳动报酬、工作时间、休息休假、劳动安全卫生、保险福利等事项订立集体合同。集体合同草案应当提交职工代表大会或者全体职工讨论通过。

企业职工一方与用人单位可以订立劳动安全卫生、女职工权益保护、工资调整机制等专项集体合同。

（二）职业卫生相关行政法规

1.《使用有毒物品作业场所劳动保护条例》

该条例是 2002 年 4 月 30 日国务院第 57 次常务会议通过、以第 352 号国务院令予以公布，2002 年 5 月 12 日起施行。该条例是为了保证作业场所安全使用有毒物品，预防、控制和消除职业中毒危害，保护劳动者的生命安全、身体健康及其相关权益，根据《职业病防治法》和其他有关法律、行政法规规定的，其适用范围是作业场所使用有毒物品可能产生职业中毒危害的劳动保护。

该条例从作业场所的预防措施、劳动过程中的防护、职业健康监护 3 个方面对从事使用有毒物品作业的用人单位提出了安全使用有毒物品，预防、控制和消除职业中毒危害的要求。同时明确了劳动者享有的合理避险权、职业卫生保护权、正式上岗前获取相关资料权、查阅（复印）本人职业健康监护档案权、患职业病的劳动者按照国家有关工伤保险的规定享受工伤保险待遇等九项权利和劳动者应当履行的学习和掌握相关职业卫生知识，遵守有关劳动保护的法律、法规和操作规程，正确使用和维护职业中毒危害防护设施及其用品；发现职业中毒事故隐患时应当及时报告；作业场所出现使用有毒物品产生的危险时，劳动者应当采取必要措施，按照规定正确使用防护设施，将危险加以消除或者减少到最低限度等项义务。

2.《中华人民共和国尘肺病防治条例》

该条例是 1987 年 12 月 3 日国务院以第 105 号令发布。该条例是为保护职工健康，消除粉尘危害，防止发生尘肺病，促进生产发展而制定的。其适用范围是所有有粉尘作业的企业、事业单位。条例从防尘、监测、健康管理等方面对有粉尘作业的企业、事业单位提出了保护职工健康、防治粉尘危害的要求。由于该条例出台年代久远，很多要求已经不适用或者被相关法律法规所替代，目前该条例的实际应用价值已不大，下一步拟进行修订或者废止。

3.《女职工劳动保护特别规定》

2012 年 4 月 28 日，国务院总理温家宝签署国务院令，公布了《女职工劳动保护特别规定》，自公布之日起施行。1988 年 7 月 21 日国务院发布的《女职工劳动保护规定》同时废止。

《女职工劳动保护特别规定》主要从 3 个方面对《女职工劳动保护规定》作了完善：一是调整了女职工禁忌从事的劳动范围，将女职工禁忌从事的劳动范围放在附录中列示，突出孕期和哺乳期的保护，扩大了孕期和哺乳期禁忌从事的劳动范围；参照《劳动法》的规定，删去了已婚待孕期禁忌从事的劳动范围；为平衡女职工劳动保护与妇女就业的关系，缩小了经期禁忌从事的劳动范围。二是规范了产假假期和产假待遇，参照国际劳工组织有关公约关于"妇女须有权享受不少于 14 周的产假"的规定，将生育产假假期延长至 14 周（即 98 天）。为保障流产女职工的权益，明确了流产产假，规定怀孕未满 4 个月流产的，享受 15 天产假；怀孕满 4 个月流产的，享受 42 天（6 周）产假。对参加生育保险女职工和未参加生育保险女职工的产假期间待遇和相关费用支出分别作了规定：对已经参加生育保险的，按照用人单位上年度职工月平均工资的标准由生育保险基金支付，对未参加生育保险的，按照女职工产假前工资的标准由用人单位支付；关于女职工生育或者流产的医疗费用，按照生育保险规定的项目和标准，对已经参加生育保险的由生育保险基金支付，对未参加生育保险的由用人单位支付。三是调整了监督管理体制，根据新修改的《职业病防治法》，将女职工劳动保护监督管理体制由以前的原劳动行政部门一家调整为县级以上人民政府人力资源社会保障行政部门、安全生产监督管理部门按照各自职责负责对用人单位遵守本规定的情况进行监督检查。

4. 《放射性同位素与射线装置放射防护条例》

该条例是 2005 年 8 月 31 日国务院第 104 次常务会议通过，以第 449 号国务院令予以公布，自 2005 年 12 月 1 日起施行。该条例是为了加强对放射性同位素、射线装置安全和防护的监督管理，促进放射性同位素、射线装置的安全应用，保障人体健康，保护环境而制定的。其适用范围是在中华人民共和国境内生产、销售、使用放射性同位素和射线装置，以及转让、进出口放射性同位素的单位。条例中所称放射性同位素包括放射源和非密封放射性物质。该条例明确了国务院环境保护主管部门对全国放射性同位素、射线装置的安全和防护工作实施统一监督管理，有关部门按照职责分工和本条例的规定，对有关放射性同位素、射线装置的安全和防护工作实施监督管理。条例从许可和备案、安全和防护、辐射事故应急处理等几个方面对生产、销售、使用放射性同位素和射线装置的单位提出了安全应用、保障人体健康、保护环境的要求。

5.《工伤保险条例》

2003 年 4 月 27 日中华人民共和国国务院令第 375 号公布，2004 年 1 月 1 日施行。根据 2010 年 12 月 20 日《国务院关于修改〈工伤保险条例〉的决定》修订，2011 年 1 月 1 日施行。新条例主要做了 5 个方面的修改：

一是扩大了工伤保险的适用范围。新条例施行后，企业、事业单位、社会团体、民办非企业单位、基金会、律师事务所、会计师事务所等组织和有雇工的个体工商户都需参加工伤保险。

二是调整了工伤认定范围。一方面是扩大了上下班途中的工伤认定范围，将上下班途中的机动车和非机动车事故伤害，以及城市轨道交通、客运轮渡、火车事故伤害都纳入了工伤认定范围，同时对事故作了"非本人主要责任"的限定；另一方面是根据《中华人民共和国社会保险法》的规定，调整了不得认定工伤的范围，删除了职工因过失犯罪、违反治安管理行为导致事故伤害不得认定为工伤的规定，增加了职工因吸毒导致事故伤害不得认定为工伤的规定。

三是简化了工伤认定、鉴定和争议处理程序。增加了工伤认定简易程序，规定对事实清楚、权利义务明确的工伤认定申请，应当在 15 日内作出工伤认定决定。明确了再次鉴定和复查鉴定的时限按照初次鉴定的时限执行。取消了行政复议前置程序，规定发生工伤争议的，有关单位或者个人可以依法申请行政复议，也可以直接依法向人民法院提起行政诉讼。

四是提高了部分工伤待遇标准。将一次性工亡补助金标准调整为上一年度全国城镇居民可支配收入的 20 倍。同时，为了避免工亡职工与伤残职工待遇相差过大，根据工伤保险基金的承受能力，决定在提高一次性工亡补助金标准的同时，也适当提高了一次性伤残补助金标准：一至四级伤残职工增加 3 个月的本人工资，五至六级伤残职工增加 2 个月的本人工资，七至十级伤残职工增加 1 个月的本人工资。

五是减少了由用人单位支付的待遇项目，增加了由工伤保险基金支付的待遇项目等。将原来由用人单位支付的一次性工伤医疗补助金、住院伙食补助费和到统筹地区以外就医所需的交通、食宿费，改由工伤保险基金支付。为了加强工伤预防，从源头上减少工伤事故和职业病的发生，决定将工伤预防费用增列为工伤保险基金支出项目，主要用于工伤预防的宣传、培训。同时，为加强对工伤预防费的管理，保证专款专用，真正发挥预防工伤事故和职业病发生的

煤矿企业从业人员

作用，决定规定工伤预防费用的提取比例、使用和管理的具体办法，由国务院社会保险行政部门会同国务院财政、卫生行政、安全生产监督管理等部门规定。

（三）职业卫生相关部门规章

2011 年 12 月 31 日《职业病防治法》修改以来，国家安全监管总局和国家卫生计生委等部门拟发布多个部门规章，推动做好职业卫生监管工作。2012 年 4 月，国家安全监管总局依据新修改的《职业病防治法》，发布了《工作场所职业卫生监督管理规定》（国家安全生产监督管理总局令第 47 号）、《职业病危害项目申报办法》（国家安全生产监督管理总局令第 48 号）、《用人单位职业健康监护监督管理办法》（国家安全生产监督管理总局令第 49 号）、《职业卫生技术服务机构监督管理暂行办法》（国家安全生产监督管理总局令第 50 号）、《建设项目职业卫生"三同时"监督管理暂行办法》（国家安全生产监督管理总局令第 51 号），2015 年 2 月，发布了《煤矿作业场所职业病危害防治规定》（国家安全生产监督管理总局令第 73 号），同年 3 月，发布了《用人单位职业病危害防治八条规定》（国家安全生产监督管理总局令第 76 号）。2013 年 2 月，原卫生部发布了《职业病诊断与鉴定管理办法》（卫生部令第 91 号）。2015 年 3 月，国家卫生计生委发布了《职业健康检查管理办法》（国家卫生和计划生育委员会令第 5 号）。2017 年 1 月 10 日，国家安全监管总局发布了《建设项目职业病防护设施"三同时"监督管理办法》（国家安全生产监督管理总局令第 90 号），自 2017 年 5 月 1 日起施行，同时 2012 年 4 月公布的《建设项目职业卫生"三同时"监督管理暂行办法》废止。

1. 《工作场所职业卫生监督管理规定》

该规定从用人单位职业卫生管理机构与人员的设置、规章制度建设、作业环境管理、劳动者管理、职业健康监护、档案管理、材料和设备管理等方面，对用人单位职业卫生管理的主体责任进行了细化规定。

对用人单位的规定主要从以下几个方面展开：①完善用人单位职业卫生管理机构与人员的设置；②加强用人单位职业卫生规章制度的建设（13 项规章制度）；③加强用人单位作业环境管理；④建立健全用人单位职业卫生档案资料；⑤加强工作场所职业病危害因素检测、评价工作；⑥严格职业健康监护工作；⑦完善职业卫生警示告知制度；⑧加强职业健康培训工作。

在职业卫生监督管理方面主要从下面几个方面展开：①增加了安全监管部

门职业卫生监督检查的内容；②增加了安全监管部门有关制度建设与监督管理的职责；③对安全生产监管部门履行监督检查职责时采取的措施进行了补充完善；④明确了安全生产监管部门应当协助、配合有关部门和机构开展职业病诊断和鉴定工作。

2.《职业病危害项目申报办法》

该办法规定用人单位（煤矿除外）工作场所存在职业病目录所列职业病危害因素的，应当及时、如实向所在地安全生产监督管理部门申报危害项目，接受安全生产监督管理部门的监督管理，并对职业病危害项目的申报工作实行属地分级管理。申报办法中对如何申报职业病危害因素、申报时提交的资料以及申报变更的情况做了规定。

3.《用人单位职业健康监护监督管理办法》

该办法主要是针对用人单位对从事接触职业病危害作业的劳动者的职业健康监护和安全生产监督管理部门对劳动者实施的监督管理。职业健康监护是指劳动者上岗前、在岗期间、离岗时、应急的职业健康检查和职业健康监护档案管理。

该办法主要从监护和监督两个方面做了规定，分别详细规定了用人单位在监护方面的职责，如用人单位主要负责人对本单位职业健康监护工作全面负责，定期安排劳动者进行职业健康检查、建立劳动者职业健康档案等，以及安全生产监督管理部门的监督管理职责、用人单位的法律责任等。

4.《煤矿作业场所职业病危害防治规定》

《煤矿作业场所职业病危害防治规定》（以下简称《规定》）是在《煤矿作业场所职业危害防治规定（试行）》实施四年多的基础上制定的，目的是为了深入贯彻落实《职业病防治法》，适应当前煤矿职业病防治工作的新情况、新变化，进一步规范煤矿职业病防治工作，预防和控制职业病危害，保护劳动者健康。《规定》由总则、职业病危害防治管理、建设项目职业病防护设施"三同时"管理、职业病危害项目申报、职业健康监护、粉尘危害防治、噪声危害防治、热害防治、职业中毒防治、法律责任和附则11部分构成，是关于煤矿职业病危害防治的一部综合性部门规章，主要有三个特点：一是体现了全面性。《规定》涵盖了煤矿企业职业病危害防治管理、建设项目职业卫生"三同时"管理、职业病危害项目申报、职业健康监护、粉尘防治等内容，既解决了与《职业病防治法》和国家安全监管总局《工作场所职业卫生监督管理规

煤矿企业从业人员

定》等五件部门规章的衔接问题，又突出了粉尘、噪声、热害、有毒有害物质等主要职业病危害因素的防治。二是体现了先进性。《规定》在判定标准、测定方法上依据有关法律法规和国家职业卫生标准、行业标准，在措施要求上吸收了科研机构、煤矿企业在实际工作中形成的一些最新科研成果。三是体现了可操作性。《规定》明确了煤矿企业在职业病危害防治工作中做什么、怎么做的问题，明确了煤矿作业场所存在的粉尘、噪声、热害、有毒有害物质等主要职业病危害因素防治工作的要求和具体措施。

5.《职业病诊断与鉴定管理办法》

2011年12月31日新修订的《职业病防治法》对社会高度关注的职业病诊断与鉴定制度作了比较大的调整和完善，明确了相关部门在职业病诊断与鉴定工作中的协调配合职责，解决了因诊断资料不全而无法进行职业病诊断的问题。这些充分体现了方便劳动者、简化程序、制度设置向保护劳动者权益倾斜等特点。为进一步规范职业病诊断与鉴定工作，保障劳动者健康权益，根据新修订的《职业病防治法》，原卫生部组织对《职业病诊断与鉴定管理办法》进行了修订。

该办法为方便劳动者进行职业病诊断与鉴定，从以下四个方面采取了措施：一是扩大了劳动者选择职业病诊断机构的范围，明确规定劳动者可以在用人单位所在地、本人户籍所在地或者经常居住地的诊断机构进行职业病诊断。二是规定了职业病诊断机构的接诊义务，取消了职业病诊断受理环节，规定劳动者依法要求进行职业病诊断的，职业病诊断机构应当接诊，并告知劳动者要提供其所掌握的资料。三是进一步强化了用人单位在劳动者进行职业病诊断与鉴定过程中的举证责任，包括具体内容、举证时限、举证责任后果等，并且对相关部门、机构在职业病诊断、鉴定工作中的协助取证、举证义务也依法作了具体表述。四是简化了鉴定申请手续，规定当事人申请鉴定时，只需提供鉴定申请书和原诊断证明书（已作首次鉴定的需要提供鉴定书）等。

该办法强化了卫生行政部门、职业病诊断与鉴定机构相关事项公开制度，进一步明确了应当公开的事项，包括要求职业病诊断机构公开职业病诊断程序；规定省级卫生行政部门应当向社会公布本行政区域内职业病诊断机构的名单、地址、诊断项目等相关信息；规定设区的市级以上卫生行政部门应当向社会公布本行政区域内依法承担职业病鉴定工作的办事机构的名称、工作时间、地点和鉴定工作程序。

（四）职业卫生相关国家标准

1. 《工业企业设计卫生标准》（GBZ 1—2010）

该标准是为了贯彻执行《职业病防治法》要求，体现"预防为主"的卫生工作方针，保证工业企业建设项目的设计符合卫生要求，控制生产过程产生的各类职业病危害因素，改善劳动条件以保障职工的身体健康，促进生产发展而制定的。其适用包括中华人民共和国领域内所有新建、扩建、改建建设项目和技术改造、技术引进项目（以下统称建设项目）的职业卫生设计及评价。标准具体规定了工业企业的选址与整体布局、防尘与防毒、防暑与防寒、防噪声与振动、防非电离辐射及电离辐射、辅助用室等方面的卫生要求，以保证工业企业的设计符合卫生要求。

2. 《工作场所有害因素职业接触限值 第 1 部分：化学有害因素》（GBZ 2.1—2007）

该标准规定了 339 种化学有害因素接触限值，其中 286 种规定了时间加权平均容许浓度（PC - TWA），116 种规定了短时间接触容许浓度（PC - STEL），54 种规定了最高容许浓度（MAC）。该标准对 47 种粉尘制定了 PC - TWA，其中 14 种粉尘制定了呼吸性粉尘的 PC - TWA。标准还规定了工作场所白僵蚕孢子、枯草杆菌蛋白酶等生物因素容许浓度。

3. 《工作场所有害因素职业接触限值 第 2 部分：物理因素》（GBZ 2.2—2007）

该标准规定了工作场所物理因素职业接触限值，适用于存在或产生物理因素的各类工作场所，还适用于工作场所卫生状况、劳动条件、劳动者接触物理因素的程度、生产装置泄漏、防护措施效果的监测、评价、管理、工业企业卫生设计及职业卫生监督检查等，不适用于非职业性接触。

该标准规定了工作场所 9 种物理因素职业接触限值，分别为超高频辐射职业接触限值、高频电磁场职业接触限值、工频电场职业接触限值、激光辐射职业接触限值、微波辐射职业接触限值、紫外辐射职业接触限值、高温作业职业接触限值、噪声职业接触限值、手传振动职业接触限值。同时规定了煤矿井下采掘工作场所气象条件、体力劳动强度分级、体力工作时心率和能量消耗的生理限值。

该标准是用于监督、监测工作场所及工作人员物理因素职业病危害状况、生产装置泄漏情况，评价工作场所职业卫生状况的重要依据。目的在于保护劳动者免受物理性职业有害因素危害，预防职业病。

4.《工作场所职业病危害警示标识》(GBZ 158—2003)

该标准规定了在工作场所设置的可以使劳动者对职业病危害产生警觉，并采取相应防护措施的图形标识、警戒线、警示语句和文字，适用于可以产生职业病危害的工作场所、设备及产品。

标准从图形标识、警示线、警示语句、有毒物品作业岗位职业病危害告知卡、使用有毒物品作业场所警示标识的设置、其他职业病危害作业场所警示标识的设置以及设备、产品包装、贮存场所、职业病危害事故现场等场所的警示标识的设置等方面作了规定。

5.《工作场所空气中有害物质监测的采样规范》(GBZ 159—2004)

该标准涵盖了有毒物质和粉尘监测的采样方法，适用于时间加权平均容许浓度、短时间接触容许浓度和最高容许浓度的监测。该标准还规定了工作场所空气中有害物质（有毒物质和粉尘）监测的采样方法和技术要求，适用于工作场所空气中有害物质（有毒物质和粉尘）的空气样品采集。

6.《工作场所物理因素测量》(GBZ/T 189.1～11—2007)

《工作场所物理因素测量》(GBZ/T 189.1～11—2007) 规定了 11 个方面的物理因素测量内容，即超高频辐射、高频电磁场、工频电场、激光辐射、微波辐射、紫外辐射、高温、噪声、手传振动、体力劳动强度分级、体力劳动时的心率。

7.《工作场所空气中粉尘测定》(GBZ/T 192.1～5—2007)

根据工作场所空气中粉尘测定的特点，《工作场所空气中粉尘测定》(GBZ/T 192.1～5—2007) 分为以下五部分：总粉尘浓度、呼吸性粉尘浓度、粉尘分散度、游离二氧化硅含量、石棉纤维浓度。

第一部分总粉尘浓度规定了工作场所空气中总粉尘（简称总尘）浓度的测定方法，适用于工作场所空气中总粉尘浓度的测定。第二部分呼吸性粉尘浓度规定了工作场所粉尘中呼吸性粉尘浓度的测定方法，适用于工作场所粉尘中呼吸性粉尘浓度的测定。第三部分粉尘分散度规定了工作场所粉尘中粉尘分散度的测定方法，适用于工作场所粉尘中粉尘分散度的测定。第四部分游离二氧化硅含量规定了工作场所粉尘中游离二氧化硅含量的测定方法，适用于工作场所粉尘中游离二氧化硅含量的测定。第五部分石棉纤维浓度规定了工作场所粉尘中石棉纤维浓度的测定方法，适用于工作场所粉尘中石棉纤维浓度的测定。

8.《高毒物品作业岗位职业病危害告知规范》(GBZ/T 203—2007)

该标准是根据《职业病防治法》制定的,规定了高毒物品作业岗位接触高毒物品的名称、理化特性、健康危害、防护措施以及应急处理等告知内容与警示标识,适用于高毒物品作业岗位。

9.《高毒物品作业岗位职业病危害信息指南》(GBZ/T 204—2007)

该标准是根据《职业病防治法》制定的,规定了高毒物品作业岗位接触高毒物品的名称、理化特性、职业接触、健康危害、接触限值、防护措施、警示标识以及在出现紧急情况时进行急救和治疗等信息,适用于高毒物品作业岗位。

10.《职业健康监护技术规范》(GBZ 188—2014)

《职业健康监护技术规范》(GBZ 188—2014)由国家卫生计生委于 2014 年 5 月 14 日发布,2014 年 10 月 1 日实施。规定了职业健康监护的基本原则和接触相关职业病危害因素的劳动者开展职业健康监护的目标疾病、健康检查的内容和周期。该标准适用于接触职业病危害因素劳动者的职业健康监护。职业健康监护主要包括职业健康检查、离岗后健康检查、应急健康检查和职业健康监护档案管理等内容。职业健康检查是职业健康监护的重要内容和主要的资料来源。职业健康检查包括上岗前、在岗期间、离岗时健康检查。

11.其他相关标准

除了上述标准外,对用人单位提出职业卫生及防护要求的还有《工作场所防止职业中毒卫生工程防护措施规范》(GBZ/T 194—2007)、《有机溶剂作业场所个人职业病防护用品使用规范》(GBZ/T 195—2007)、《密闭空间作业职业危害防护规范》(GBZ/T 205—2007)等国家标准。

(五)职业卫生相关行业标准

国家安全生产监督管理总局每年都要发布一系列防尘防毒方面的 AQ 标准,如:《煤矿井下粉尘综合防治技术规范》(AQ 1020—2006)、《电子工业防尘防毒技术规范》(AQ 4201—2008)、《家具制造业防尘防毒技术规范》(AQ 4211—2010)、《钢铁冶炼企业职业健康管理技术规范》(AQ/T 4216—2011)、《石材加工工艺粉尘技术规范》(AQ 4220—2012)等。这其中与煤矿职业病危害防治关系最密切的是《煤矿井下粉尘综合防治技术规范》(AQ 1020—2006)。该标准规定了煤矿井下作业场所粉尘综合防治技术的总体要求、粉尘治理、预防和隔绝煤尘爆炸及粉尘检测方法,适用于煤矿井下作业场所粉尘的综合防治。

煤矿企业从业人员

（六）职业卫生相关规范性文件

1. 《职业病分类和目录》

2013 年 12 月 23 日，国家卫生计生委、人力资源社会保障部、国家安全监管总局、全国总工会 4 部门联合印发了《职业病分类和目录》。该目录将职业病分为职业性尘肺病及其他呼吸系统疾病、职业性皮肤病、职业性眼病、职业性耳鼻喉口腔疾病、职业性化学中毒、物理因素所致职业病、职业性放射性疾病、职业性传染病、职业性肿瘤、其他职业病 10 类 132 种。其中，职业性尘肺病及其他呼吸系统疾病 19 种（尘肺病 13 种，其他呼吸系统疾病 6 种），职业性皮肤病 9 种，职业性眼病 3 种，职业性耳鼻喉口腔疾病 4 种，职业性化学中毒 60 种，物理因素所致职业病 7 种，职业性放射性疾病 11 种，职业性传染病 5 种，职业性肿瘤 11 种，其他职业病 3 种。

2. 《职业病危害因素分类目录》

2015 年 11 月 17 日，国家卫生计生委、人力资源社会保障部、国家安全监管总局、全国总工会发布了修订后的《职业病危害因素分类目录》。该目录将职业病危害因素为粉尘、化学因素、物理因素、放射性因素、生物因素、其他因素六大类 459 种。其中，粉尘 52 种，化学因素 375 种，物理因素 15 种，放射性因素 8 种，生物因素 6 种，其他因素 3 种。

第二章
粉尘危害及其控制

第一节 概　　述

一、粉尘与生产性粉尘

粉尘是指直径很小的固体颗粒，可以是自然环境中天然产生，如火山喷发产生的尘埃，也可以是工业生产或日常生活中的各种活动生成，如矿山开采过程中岩石破碎产生的大量尘粒。

生产性粉尘特指在生产过程中形成的，并能长时间飘浮在空气中的固体颗粒。许多生产性粉尘在形成之后，表面往往还能吸附其他的气态或液态有害物质，成为其他有害物质的载体。生产性粉尘的产生不仅造成了作业环境的污染，还会影响作业人员的身心健康。

二、粉尘的分类

1. 根据粉尘的性质分类

根据粉尘组成成分的化学特性和含量多少可以将粉尘分为以下两类。

1）无机性粉尘

根据组成成分的来源不同，又可分为如下几种：

（1）金属性粉尘，例如铝、铁、锡、铅、锰、铜等金属及其化合物粉尘。

（2）非金属的矿物粉尘，例如石英、石棉、滑石、煤等。

（3）人工合成无机粉尘，例如水泥、玻璃纤维、金刚砂等。

2）有机性粉尘

（1）植物性粉尘，例如木尘、烟草、棉、麻、谷物、茶、甘蔗、丝等粉尘。

（2）动物性粉尘，例如畜毛、羽毛、角粉、骨质等粉尘。

（3）人工有机粉尘，例如有机染料、农药、人造有机纤维等。

在生产环境中，多数情况下存在的是两种或两种以上物质混合组成的粉尘，称为混合性粉尘。由于混合性粉尘的组成成分不同，其特性、毒性和对人体的危害程度有很大差异。

2. 根据粉尘颗粒在空气中停留的状况分类

1）降尘

降尘一般指空气动力学直径大于 $10~\mu m$，在重力作用下可以降落的颗粒状物质。降尘多产生于大块固体的破碎、燃烧残余物的结块及研磨粉碎的细碎物质，自然界刮风及沙尘暴也可以产生降尘。

在用焦磷酸方法分析粉尘中游离二氧化硅含量时，由于用的粉尘样品量大于 100 mg，一般采用降尘来进行分析。

2）飘尘

飘尘指粒径小于 $10~\mu m$ 的微小颗粒，如平常说的烟、烟气和雾在内的颗粒状物质。由于这些物质粒径很小、质量轻，故可以长时间停留在大气中，在大气中呈悬浮状态，分布极为广泛。由于飘尘的粒径大小和在空中停留时间长的关系，被人体吸入呼吸道的机会很大，容易对人体造成危害。

降尘受重力作用可以很快降落到地面，而飘尘则可在空气中保持很久。

3. 根据粉尘粒子在呼吸道的沉降部位分类

职业卫生工作者使用粉尘采样器采集工作场所中的粉尘，评价粉尘对人体健康损害的潜能。所谓采样器就是模拟粉尘在人体呼吸道的沉积规律来收集粉尘的仪器。

现在已经知道，某些职业病与沉积在呼吸道某区域的粉尘有关。例如，尘肺和肺气肿与肺泡区粉尘有关，支气管炎和其他阻塞性疾病与沉积在支气管区的粉尘相关。为了更方便深入地研究粉尘，卫生学家对沉积在不同区域的粉尘定义了不同概念。

1）总粉尘（total dust）

理论上讲，真正的总粉尘指飘浮在空气中的所有粉尘颗粒。我国国标定义为"可进入整个呼吸道（鼻、咽和喉、胸腔支气管、细支气管和肺泡）的粉尘"，简称总尘。技术上系用总粉尘采样器按标准方法在呼吸带测得的所有粉尘。

但实际上，在大多数情况下，用滤膜采样器采集的"粉尘"并不是实际的总粉尘，而是可吸入粉尘。

2）可吸入粉尘（inspirable dust）

可吸入粉尘指在正常呼吸过程中通过鼻或嘴吸入的粉尘。国际标准化组织（ISO）于1983年首次提出了可吸入粉尘的定义，1989年美国政府工业卫生协会（ACGIH）对此又做了修订，其定义为对于非常微细颗粒几乎100%被吸入，对大于50 μm空气动力学直径的颗粒，吸入率约为50%。

3）胸部粉尘（thoracic dust）

胸部粉尘指进入喉部及呼吸道的粉尘。ISO的定义：空气动力学直径10 μm粉尘颗粒的沉积效率为50%，大于30 μm粉尘颗粒的沉积效率几乎为零，中位空气动力学直径为10 μm，几何标准差为1.5。

4）呼吸性粉尘（respirable dust）

呼吸性粉尘指沉积在肺泡区的粉尘。英国医学研究委员会（BMRC）于1952年提出，定义为：空气动力学直径5 μm粉尘颗粒的沉积效率为50%，大于7.07 μm粉尘颗粒的沉积效率为0。

我国采用的呼吸性粉尘的定义是BMRC的定义。

ACGIH的定义：空气动力学直径3.5 μm粉尘颗粒的沉积效率为50%，大于10 μm粉尘颗粒的沉积效率为0。

5）肺泡粉尘（alveolar dust）

在欧洲，大多数卫生学家最感兴趣的是粉尘"肺泡"沉积曲线。肺泡沉积曲线不同于BMRC曲线，对非常微细的颗粒并不是100%的沉积，而是0，因为到达肺泡的非常微细颗粒不沉积而被排出。虽然这一曲线的定义还不是很严格，也没有被ISO接受，但它是一个非常有用的概念。

各国根据各自的粉尘危害重点不同，研制出不同的采样器，用以采集上述不同的粉尘份额。例如，欧洲一些国家的尘肺问题基本得到解决，使得尘源性慢性支气管炎的问题显得较为突出，因此他们研制了多级粉尘采样器。这种采样器能够采集气管、支气管等处的粉尘，研究粉尘与尘源性慢性支气管炎的关系。

不管用何种理论解释尘肺的起因，只有那些能进入肺腔隙的尘粒和构成"呼吸性"粉尘部分才能停留在肺脏引起尘肺。因此世界上大多数国家均采用呼吸性粉尘监测。

三、粉尘的理化特性

粉尘的理化特性不同，造成人体危害的性质和程度不同，发生致病作用的潜伏期等也不相同。影响粉尘损害机体的特性有以下几种。

1. 粉尘的化学成分

作业场所空气中粉尘的化学组成成分及其在空气中的浓度是直接决定其对人体危害性质和严重程度的重要因素。由于化学性质不同，粉尘对人体可产生炎症、纤维化、中毒、过敏和肿瘤等作用。成分相同的粉尘，由于化学构形和表面结构的差异，或者由于表面吸附或包裹其他化学成分的情况不同，造成对人体的毒作用程度不一。化学成分与危害程度的关系还突出表现在粉尘的新鲜程度影响着粉尘颗粒危害的大小。最新的研究认为新鲜粉尘表面有大量氧化活性很强的自由基，从而增强了粉尘颗粒本身的毒作用，致病作用变强。例如新鲜煤尘的致病作用最强，而陈旧粉尘表面的活性自由基已被氧化失效，并且表面常被黏土等惰性物质包裹，毒性的作用降低，造成机体损害的时间延长。

粉尘长期飘浮在空气中，由于体积小，相对表面积大，具有较强的吸附能力，可以吸附空气中的气态或细小液体颗粒，粉尘颗粒表面吸附的各种物质有可能增强其毒作用。例如吸附致癌性多环芳烃类物质后，原本无致癌作用的粉尘可产生致癌作用。

2. 粉尘的分散度

分散度指物质被粉碎的程度，以粉尘粒径大小的数量或质量组成百分构成比来表示，前者称为粒子分散度，粒径小的颗粒越多，则粒子分散度越高；后者称为质量分散度，质量小的颗粒占总质量百分比越大，质量分散度越高。分散度的高低，对粉尘的生物作用有很大影响。分散度越高，在生产环境空气中悬浮的时间越久，被人吸入的机会就越大。粉尘分散度越高，单位体积总表面积越大，越易参与理化反应，对人体的危害也越大。粉尘分散度还与粉尘在呼吸道中的阻留有关。

3. 粉尘的吸附性

粉尘有吸附能力，并随表面积增大而增强，欧盟就煤尘吸附氮氧化物的毒性进行过深入研究，认为吸附的氮氧化物不会增加粉尘的致尘肺作用，但也有文献报道了相反的结果，粉尘可以吸附氡及其子体，引起肺癌或加强了粉尘的致纤维化作用。

4. 粉尘的溶解度

粉尘溶解度的大小影响其对人体造成的危害。溶解度高的粉尘常在上呼吸道溶解吸收，而溶解度低的粉尘在上呼吸道不能溶解，往往会进入肺泡部位，在体内持续作用。

5. 粉尘的硬度

坚硬且外形尖锐的尘粒可能引起呼吸道黏膜的机械性损伤，例如某些类型的石棉纤维粉尘直而硬，进入呼吸道后可穿透肺组织，到达胸膜，导致肺和胸膜损伤。进入肺泡的尘粒，由于体积和质量小，肺泡环境湿润，并受肺泡表面活性物质影响，对肺泡的机械损伤作用可能不是很明显。

6. 粉尘的荷电性

物质在粉碎过程和流动中互相摩擦或吸附空气中离子而带电。尘粒的荷电量除取决于其粒径大小、密度外，还与作业环境的温度和湿度有关。飘浮在空气中90%～95%的粒子荷带正电或负电。荷电性对粉尘在空气中的稳定程度有影响，同性电荷相斥，增强了空气中粒子的稳定程度；异性电荷相吸，使尘粒碰击、聚集并沉降。一般来说，荷电性的颗粒在呼吸道内易被阻留。

7. 粉尘的光学性质

在粉尘的光学性质中，主要是自然光的吸收、反射、散射、衍射和偏光。一些测尘仪就是应用这方面的原理，例如德国应用的丁泽尔计测尘就是依据光的散射原理。

8. 粉尘的爆炸性

能引起粉尘爆炸的都是可燃性粉尘。可燃性粉尘一般分为三大类：金属粉尘，如铅粉、镁粉等；可燃矿物粉尘，如煤粉；有机物粉尘，如亚麻粉尘、木粉、纸粉、烟草和谷物粉尘等。烟草粉尘与亚麻粉尘、谷物粉尘属同一种非导电性易燃粉尘。

粉尘爆炸有 3 个条件，一是工作环境空气中粉尘达到足够的浓度，二是明火，三是充足的氧气。如煤尘浓度 $30\sim50$ mg/m³，面粉、硫黄浓度 7 g/m³，铝浓度 10.3 g/m³，一旦遇到明火、电火花和放电就会发生爆炸。

四、煤矿粉尘

(一) 煤矿粉尘的来源

在煤矿开采过程中产生的粉尘称为煤矿粉尘，依其在井下存在的状态可分为浮尘和落尘。浮尘是指悬浮在空气中的粉尘；落尘是指浮尘在生产环境空气中由于重力作用沉积在生产工作面、井下巷道周边等处的粉尘。在煤矿井下采煤、掘进、运输及提升等各生产过程中的所有作业均能产生煤矿粉尘。

（二）影响煤矿粉尘产生量的主要因素

1. 机械化程度

随着采掘机械化程度的提高，产生的煤矿粉尘浓度也相应增大。据统计，采煤工作面的总粉尘浓度大致为：综采工作面为 $200 \sim 300 \ mg/m^3$，有的可达 $4000 \sim 8000 \ mg/m^3$；机采工作面为 $100 \sim 200 \ mg/m^3$；炮采工作面为 $50 \sim 100 \ mg/m^3$。

2. 采煤方法

采煤方法不同，产生的粉尘量也不同。例如，急倾斜煤层采用倒台阶采煤法产生的煤尘量大，全部垮落法处理采空区要比采用充填法处理采空区所产生的煤尘量大。

3. 采掘机械的结构

采用宽截齿，合理的截割速度、牵引速度、截割深度及截齿排列，均能减少粉尘产生量。

4. 地质结构

遇有断层、褶曲的地区，因沉积岩侵入等因素使地质结构遭到破坏，在这些地区开采时产生的粉尘量也大。

5. 煤层本身的特点

例如，脆性大、结构疏松、干燥的煤层，开采时产生的粉尘量大。

（三）煤的主要化学成分

根据煤的起源，它与沉积岩层密切相关，如煤砂岩、泥岩、页岩、淤泥岩等，偶尔含有石灰石。煤矿粉尘是一种混合物，含有碳、各种黏土矿物和含量不等的石英。不同的岩石类型使不同煤矿和同一煤矿不同地点的粉尘成分不同。

煤矿粉尘的主要化学成分有二氧化硅、三氧化二铝、三氧化二铁、氧化钙、氧化镁、氧化钠、二氧化硫、二氧化铁、碳、氢、氮及氧等。

煤本身的游离二氧化硅（SiO_2）含量通常是很低的，有的甚至没有，但是可能有少量的伴生矿物，如铁矿和黏土。煤层中煤的成分和生产中产生的粉尘成分，在不同岩层中是不同的，甚至同一煤田也不同。

自 20 世纪 60 年代以来，随着采煤机械化的发展，煤矿粉尘的游离二氧化硅含量有所增高，主要是因为机械割煤时割到了邻近的岩石。

第二节 粉尘对健康的危害

一、煤矿接触生产性粉尘的主要工种

煤矿开采分为井工开采和露天开采。井工开采的基本过程包括岩石掘进、采煤、运输等。在煤矿开采过程中由于工种不同，工人可分别接触煤尘、煤矽尘和矽尘，从而引起肺的弥漫性纤维化，统称为煤工尘肺。煤工尘肺有 3 种类型：①在岩石掘进工作面工作的工人，包括凿岩工及其辅助工，接触游离二氧化硅含量较高的岩石粉尘，所患尘肺为矽肺，发病工龄为 10～15 年，病情进展快，危害严重；②采煤工作面工人，包括采煤机手、采煤工、煤仓装卸工等，主要接触单纯性煤尘（煤尘中游离二氧化硅含量在 5% 以下），其所患尘肺为煤肺，发病工龄多为 20～30 年，病情进展缓慢，危害较轻；③接触煤矽尘或既接触矽尘又接触过煤尘的混合工种工人，其尘肺在病理上往往兼有矽肺和煤肺的特征，这类尘肺可称为煤矽肺，是我国煤工尘肺最常见的类型，发病工龄多为 15～20 年，病情发展较快，危害较重。

煤工尘肺的发病情况因开采方式不同有很大差异。露天煤矿工人的尘肺患病率很低，井下采煤工作面的粉尘浓度和粉尘分散度均高于露天煤矿，尘肺患病率和发病率也较高。我国地域广大，地层结构复杂，各地煤工尘肺患病率有很大差异，在 0.92%～24.1% 之间。不同煤种的致病能力不同，由强到弱依次为无烟煤、烟煤、褐煤。

二、煤尘爆炸威胁矿工生命安全

爆炸性是某些粉尘的特性，如高分散度的煤尘、面粉、糖、亚麻、硫黄、铝、锌等可氧化的粉尘，在适宜的温度和浓度下（如煤尘浓度为 30～50 g/m^3，面粉、铝、硫黄浓度为 7 g/m^3，糖浓度为 10.3 g/m^3），一旦遇到明火、电火花和放电时，就会发生爆炸，导致重大人员伤亡和财产损失的安全生产事故。

在煤矿井下生产过程中，空气中的煤尘浓度达到爆炸界限的情况并不常见，但由于违章爆破、斜巷跑车、局部火灾或瓦斯爆炸等引起煤尘爆炸的事故屡有发生。新中国成立以来，全国煤矿共发生100人以上的生产安全事故22起，其中6起是由煤尘爆炸引起的。从下面几起事故可以看出煤尘爆炸的巨大危害。

1960年5月9日13时45分，山西大同矿务局老白洞煤矿发生煤尘爆炸事故，这是新中国成立以来煤炭工业死亡人数最多的一起事故。井下当时共有职工912人，除228人脱险外，其余684人全部遇难，整个矿井破坏严重。在此之前，大同煤矿文字记载上没有发生过煤尘爆炸，人们没有听说过也不相信煤尘会爆炸，对煤尘放松了警惕。该矿瓦斯含量较低，但煤尘积存非常严重，一些进风巷道和某些生产场所煤尘积存厚度达30~50 mm。这起事故的爆炸源是14号矿井翻车机，翻车机附近经常煤尘飞扬，连续翻煤时，3 m以外几乎看不见人，100 W灯泡被悬浮煤尘遮挡得像一个红点。特别是事故发生前半小时内，因15号矿井翻车机清理煤渣暂停翻煤，把60~80节重煤车集中到该翻车机翻煤，由于连续翻煤加之煤质干燥，翻车机洒水装置又整天未用，煤尘飞扬比平时更为严重，成为爆炸事故在此时此地发生的重要条件。经调查分析，此起爆炸事故的引爆火源很可能是电机车通过该翻车机时，由于运行不稳，受电弓与架空电源线接触不良，产生强烈火花，引起煤尘爆炸；或者是防爆开关不盖盖子，翻车机启动时产生强烈电火花引起爆炸。前者可能性最大，限于当时事故调查分析技术条件，未定论。

1968年10月24日，原新汶矿务局华丰煤矿发生煤尘爆炸事故，死亡108人。据调查分析，造成这起事故的原因是掘进工作面爆破时，炸药没有完全爆炸产生火焰引起爆燃，使巷道沉积的大量煤尘受震动而飞扬于空气中引起煤尘爆炸。沉积煤尘较多的-210 m西大巷沿东西方向爆炸并且迅速蔓延，又使-204 m的井巷发生连续爆炸。事故发生前，无喷雾、洒水降尘措施，不能定期清除积尘，埋下了事故隐患。大量积尘加之违章爆破，酿成了这起煤尘爆炸事故。

1993年10月28日17时15分，江苏省某煤矿712修复巷与带式输送机下山相交的三角门处由于违章裸露爆破引发了一起重大煤尘爆炸事故。在事故波及范围内工作的52人中，脱险8人，伤4人，死亡40人，直接经济损失达124万元。导致这起事故的直接原因是掘进区现场作业人员在712修复巷口清理扶抬棚，作业人员为了省事，用裸露爆破的办法把螺栓崩断。裸露爆破引起煤尘爆炸，爆炸的冲击波及火焰传播到712工作面又引起了二次煤尘爆炸，扩大了灾情。更深层次地分析，是由该矿防尘制度不落实，对安全信息站和群众监督员多次汇报的井下煤尘大的问题未引起足够的重视，致使带式输送机下山、712工作面有大量干燥煤尘，为扬尘达到爆炸浓度创造了客观条件。

2005年11月27日21时，黑龙江省龙煤矿业集团东风煤矿发生一起特大煤尘爆炸事故，死亡171人，伤48人，直接经济损失达4293.1万元。经调查，这起事故的直接原因是爆破人员使用炸药违章处理煤仓堵塞，导致煤尘飞扬达到爆炸浓度，爆破火焰引起煤尘爆炸。

三、尘肺基础知识与煤矿粉尘对健康的影响

（一）尘肺的基础知识

1. 肺脏的功能

1）人为什么要不停地呼吸

人为了生存，就必须进行气体交换——呼吸。换句话说，人体必须从外界环境中获取赖以生存的氧气，与此同时，把代谢过程中产生的废物（二氧化碳）排出体外。人一旦缺少氧气，细胞就缺少能量，人体内的各种生理活动就会停止，人也就无法生存。另外，体内的代谢产物（二氧化碳）如果排泄不出去，堆积在体内，也会发生中毒，最终导致死亡。因此，人体必须一刻不停地吸入新鲜氧气和排出二氧化碳，所有的这一切都是通过呼吸这一重要的生理活动来进行的。

2）人体内担负呼吸功能的器官

人体内担负呼吸功能的器官组成了呼吸系统。人体的呼吸系统大体可分为传导和呼吸两部分。传导部分包括鼻、口腔、咽、喉、气管、支气管等，呼吸部分则由呼吸性细支气管、肺泡管、肺泡囊和肺泡组成。成人的气管大约有11 cm长，分成左、右两支（叫支气管），进入左、右两个肺。在肺部，支气管又不断地分支，很像一棵树的树枝，由大分成小，由粗分成细（这些小而细的分支分别叫作细支气管和终末支气管），最后与最末端的小肺泡囊相连接。肺泡是呼吸系统中最基本、最细小的单位。肺泡壁极薄，只有一层细胞，周围密密麻麻地包绕着一层毛细血管网。肺泡中间是一个小空腔，虽然很小，但如果将这些肺泡腔平铺开，一个成年人的肺泡腔的面积等于一个篮球场的面积，人体需要的氧气和排出的二氧化碳就是在这里进行交换，可见人体正常的呼吸功能有着很大的潜力。

3）气体在肺泡里进行交换

外界的空气通过鼻腔吸入后，经过咽、喉进入气管、支气管，再经过更细小的分支最后进入肺泡。由于肺泡壁非常薄，因此正常情况下只有气体可以通过，而液体却不能渗出。密密麻麻包绕在肺泡壁周围的毛细血管网把含有大量二氧化碳的血液带到这里。由于气体是一种流体，它的流动与水由高向低处流动一样，即由高分压处向低分压处流动。很明显，吸气时肺泡里的空气中所含的氧气浓度高，因此氧气通过肺泡壁就进入了毛细血管；相反，含二氧化碳较高的血液则由于二氧化碳的分压较肺泡气中的二氧化碳分压高，因而通过肺泡壁上的毛细血管渗入肺泡腔中。人体就是通过这种方式在肺泡内完成气体交换过程的。

4）吸入空气的成分

在静止状态下，一个健康的成年男性吸一口气的量为 500 ~ 700 mL。但是在剧烈运动或从事劳动时，呼吸空气的量就会大大增加，可达到静止时的 6 ~ 7 倍。如果计算一昼夜一个健康成年人通过肺部吸入的空气总量，则高达 14000 ~ 16000 L。吸入的空气中主要有氮气（占 78.9%）、氧气（占 21%）和二氧化碳（占 0.03% ~ 0.06%）。由于人们的生活和工作环境中的空气里总是或多或少地混杂着一些灰尘，有人曾测定，在乡村洁净的空气中每立方米空气仍可含有约 0.2 mg 的灰尘，城市大气中灰尘量可达到每立方米 0.5 mg 左右，而工矿区的空气里灰尘的浓度则更高。因此人们在呼吸时，除吸入新鲜空气中所含的各种气体成分外，还会或多或少地吸入一些灰尘。

2. 空气中的灰尘对肺脏的危害

空气中含有较多的灰尘，对人体的身体健康特别是对呼吸道是有害的。首先，空气中如果含有大量灰尘，吸入后可直接刺激人的呼吸道，引起鼻腔和气管发炎，导致鼻炎和气管炎。在灰尘中可夹杂一些对人体有害的细菌和病毒（如结核杆菌、感冒病毒等），成为散布疾病的媒介；一些可以引起过敏或致癌的物质也能通过灰尘传播。在环境污染的空气里可混有有毒烟尘，某些厂矿排出的粉尘飞扬到空气里，长期吸入这些受到污染的空气还可发生尘肺。空气中的灰尘颗粒有大有小，大的直径可以达到几十微米，小的直径可以小到零点几微米。通常把肉眼能看到的粉尘叫作可见尘粒；肉眼不能清楚看到，但能通过显微镜看到的尘粒叫作显微尘粒。直径小于 0.25 μm 的尘粒，只有用超高倍显微镜或电子显微镜才能看清楚，这类尘粒叫作超显微尘粒。

第二章　粉尘危害及其控制

3. 对肺脏危害最大的粉尘

粉尘是指能够较长时间悬浮在空气中的细微固体颗粒。在人们日常生活和工作环境中的空气中，总是或多或少地飞扬着一些细小的粉尘粒子，有些肉眼可以看见，有的需要在显微镜下才能看到，其粒径大都在 $0.01 \sim 20\ \mu m$ 之间，绝大多数为 $0.5 \sim 5\ \mu m$。粉尘在空气中飘浮的时间长短与粉尘粒径的大小、密度、形状有密切关系，还与空气的湿度和风速有关。据测定，粒径为 $10\ \mu m$ 的粉尘沉降到地面一般需要 $4 \sim 9\ h$；粒径为 $1\ \mu m$ 的粉尘则需要 $10\ d$；粒径小于 $0.5\ \mu m$ 的粉尘可长时间飘浮在空气中不沉降。我们知道，人体的肺脏是由数亿个肺泡组成的，每个肺泡的直径只有几到十几微米，而肉眼能够看见的粉尘颗粒，直径为十几到几十微米，这么大的粉尘颗粒一般是不能进到肺泡里去的。大的粉尘颗粒虽然可以从鼻孔或口腔吸入，但进入人体呼吸道时，上呼吸道鼻腔的鼻毛、呼吸道的生理弯曲、呼吸道黏膜的黏性分泌物等，使吸入的粉尘大部分通过撞击、黏附而被阻留在上呼吸道中。这种方式的阻留率与粉尘的分散度关系密切，由于气管和支气管的粗细不同，阻挡尘粒的能力也不一样。一般来说，粒径在 $50\ \mu m$ 以上的尘粒，多阻留在总支气管部位；粒径为 $20 \sim 50\ \mu m$ 的尘粒多阻留在支气管中；粒径为 $10 \sim 20\ \mu m$ 的尘粒多阻留在细支气管中；粒径为 $5 \sim 10\ \mu m$ 的尘粒多阻留在终末支气管中；粒径小于 $10\ \mu m$ 的尘粒，由于质量大，沉降速度快，在上呼吸道中的阻留率很高，不能到达肺泡；粒径为 $2 \sim 10\ \mu m$ 的尘粒，特别是粒径为 $2 \sim 5\ \mu m$ 的尘粒，由于重力沉降作用减小，可进入中小支气管，大部分可黏附、沉积在中小支气管黏膜壁上。气管和支气管内壁有带纤毛的上皮，这些纤毛能截留粒径为 $2 \sim 5\ \mu m$ 的尘粒。被截留的绝大部分尘粒通过纤毛的活动有可能从口腔吐出，或在排向咽喉时未能吐出而咽下进入胃肠系统，这部分尘粒最终经过肠道随粪便排出。含微量元素的尘粒，如含有有毒的砷或放射性的铀时，有可能导致各种病变，甚至诱发癌症。进入胃肠系统的尘粒只占很小的比重，大部分尘粒被肺区阻留。粒径为 $2 \sim 5\ \mu m$ 尘粒的一部分及粒径在 $2\ \mu m$ 以下的尘粒可以随气流进入呼吸道深部，到达肺泡，因此把粒径小于 $5\ \mu m$ 的尘粒叫作呼吸性粉尘。粒径小于 $2\ \mu m$ 的尘粒，尤其是粒径小于 $0.5\ \mu m$ 的尘粒，由于扩散作用，大部分可呼出体外；粒径小于 $0.2\ \mu m$ 的尘粒主要靠扩散作用沉积在肺泡内。在所吸入的粉尘中仅有 $1\% \sim 2\%$ 存留在肺组织内，其余的都可以排出。综上可知，细小的尘粒对人体危害最大。

4. 不是吸入任何粉尘都会得尘肺

粉尘的种类很多，但并不是所有的粉尘只要吸入肺内就会引起尘肺。例如，沙漠里的风沙、马路上的灰尘、教室里的粉笔灰等，都可以飞扬起来吸到肺里，但不会引起尘肺，这是由于这些灰尘的颗粒大，不易进入肺泡，或其化学成分不会引起肺部纤维化。严格来说，只是在某些生产过程产生的某些粉尘，长期大量吸入才能引起尘肺。

尘肺病因学研究认为，只有进入肺泡并沉积下来的粉尘，才有可能引起尘肺。呼吸性粉尘较长时间悬浮于作业场所空气中，能吸入肺泡内并沉积下来，因此是引发尘肺的主要因素。尘肺的发生与矿尘理化性质、矿尘浓度、接尘时间长短及个体条件等都有直接关系。接触不同种类的粉尘，因其致病作用和危害程度不同，尘肺患病率、发病工龄和病期发展快慢也不一样。

5. 呼吸道对粉尘的自净作用

1）呼吸道阻挡尘粒的方式

（1）大的尘粒进入呼吸道后由于重力作用可产生自然沉降。

（2）当吸入的空气带着外来的尘粒经过弯曲的鼻腔及分叉的气管和支气管时，由于惯性作用，使尘粒与管壁碰撞而掉落下来；有些不规则形状的小尘粒或细长的纤维，由于质量较轻，其沉降速度比较慢，主要依靠支气管管壁的摩擦和支气管分叉部位的阻截，把它们阻留下来。

（3）粒径小于 2 μm 的尘粒虽然有一部分进入肺泡，但仍有一小部分可随呼气而被呼出体外。

2）咳嗽、吐痰排出尘粒

咳嗽、吐痰对每一个人来说都是常事。咳嗽是喉头、气管受到刺激所引起的一种保护性反射，通过咳嗽咯痰能把外来的异物（包括粉尘尘粒）有效地排出去。在气管和支气管的管道内壁上有一层能分泌黏液的黏膜，由于它不断地分泌出黏液，因而使得呼吸道内始终保持湿润。另外，这种黏膜的上皮细胞上还长有像毛刷一样的纤细的毛（纤毛），每一个细胞上大约有 200 根纤毛，每根长约 5 μm。正常情况下，纤毛每分钟向口腔侧单方向运动大约 1500 次。当外界空气中的尘粒、细菌或其他异物进入气道后，就会立即被支气管腔内的黏液所黏住，以阻止它们进一步深入肺泡。被黏住的尘粒等异物随即由纤毛不断地向喉头方向运动，当到达咽喉时则刺激咽喉而发生咳嗽，将它们咳出。如果黏液分泌过多，就形成痰，往往有大量的尘粒和其他异物混在痰中随着痰液一起被咳出。

3）气道内粉尘的排出

上呼吸道和肺组织对外来物质如粉尘、微生物等异物都具有防御功能，进入上呼吸道的粉尘首先被鼻腔的鼻毛和黏性分泌物过滤阻留，主要阻留粒径大于 10 μm 的尘粒，占吸入粉尘总量的 30% ~ 50% 。进入气管、支气管至终末支气管的粉尘，由于支气管的逐渐分支、变细，气流速度变慢，气流方向改变，尘粒可被沉积、黏附在各级有黏液的支气管黏膜内壁上，又通过黏膜纤毛上皮细胞上的纤毛将阻留在气道壁上的尘粒向上推出，被运送至咽喉部位，随痰咳出或咽下。此种清除可在 24 h 内完成。

4）肺泡内粉尘的排出

少数通过呼吸道进入肺泡的尘粒也不会高枕无忧。这是因为我们的身体里有一种体积比较大、形状不规则的细胞，叫巨噬细胞。它在体内随血液循环到处游动，专门吞噬、捕杀和消灭外来的异物。由于肺泡表面无黏液，与肺泡相连的肺泡管、呼吸性支气管的黏膜上皮细胞无纤毛结构，因此粉尘颗粒的清除主要靠肺内巨噬细胞的吞噬活动。活跃于肺泡表面的巨噬细胞把进入肺泡的尘粒围住，然后将尘粒排入支气管和肺泡膈的淋巴引流管中，被巨噬细胞吞噬的尘粒通过巨噬细胞的阿米巴样运动移送到纤毛上皮表面，与黏液混合后通过纤毛运动排出，另有一部分进入淋巴管，最终经淋巴系统清除。

6. 吸入粉尘后肺脏的病理反应

经过机械过滤、黏液－纤毛清除及吞噬 3 道关口，仍未被清除而继续残留在肺部的尘粒，除少数可留在肺泡腔内外，多数尘粒会被运送到肺泡与肺泡之间的间隔，导致尘粒在肺内的沉积和滞留，也有一部分被巨噬细胞吞噬，经由肺内的淋巴管被带往肺门周围的淋巴结，并在那里定居下来。沉积和滞留的粉尘会在肺内产生巨噬细胞性肺泡炎，灶状、结节性病变，尘性纤维化及团块状病变等。

1）巨噬细胞性肺泡炎

患巨噬细胞性肺泡炎后，肺泡腔内有含尘的巨噬细胞，少量的中性粒细胞、淋巴细胞及脱落的肺泡上皮细胞，并有纤维素和浆液渗出。巨噬细胞性肺泡炎一方面可以看成是肺对粉尘的生理性防御反应，另一方面则表现为肺泡功能结构单位的病理损伤。巨噬细胞性肺泡炎的过程和转归取决于肺泡损伤的严重程度，如果肺泡腔内尘性、炎性渗出物被消散和吸收，肺泡结构损伤轻微，则可以完全恢复；如果在巨噬细胞性肺泡炎的基础上发生纤维化，则可发展成多种病变。

2）灶状、结节性病变

在巨噬细胞性肺泡炎的基础上，粉尘和尘细胞大量聚集在胸膜下肺泡腔内、呼吸性细支气管旁、小血管及支气管周围，引起肉芽组织增生，使聚集的尘细胞间出现数量不等的网状纤维和胶原纤维增生，形成灶状病变，即局限性粉尘沉积和尘斑。如果胶原纤维增生明显，超过灶状病变的50%，即形成结节性病变。

3）尘性纤维化和团块状病变

当粉尘和尘细胞损伤肺泡壁或经淋巴管进入肺间质后，在胸膜下、小叶间隔、肺泡道、肺泡隔、细小支气管和小血管周围引起纤维母细胞及数量不等的胶原纤维增生，致使上述部位增宽变厚，并可互相连接成网进一步发展，可互相靠拢，连接成不规则的片状、块状或索条，或融合成团块状病变。灶状、结节性病变，团块状病变的出现意味着尘肺进入晚期。

7. 尘肺的危害

尘肺病人吸入的粉尘部分滞留在肺部，不能排出，并破坏肺泡的细胞，导致肺组织纤维化，肺功能损伤，伴随着各种并发症的出现，使尘肺病人免疫功能降低，呼吸系统的防御能力也随着减弱，很容易感染肺炎、支气管炎、肺结核等相关疾病，造成这样的恶性循环——肺、心所需的氧气得不到充分供给，使心、肺等功能失调，心、肺负荷加重，导致心、肺功能衰弱，尘肺晚期可由于呼吸循环系统衰竭而危及生命。目前对尘肺尚无根治的方法，死亡率高。由此可见，尘肺是一种危害严重的职业病。我国最为严重的尘肺是矽肺和煤工尘肺。从尘肺流行情况来看，煤炭系统的尘肺占首位，占所有行业累计病例的46.5%。

8. 导致尘肺发生的主要因素

在导致尘肺发生的诸多因素中，累积接尘量与实际接尘工龄是接尘工人罹患尘肺病的两个主要危险因素。危险因素分析表明，尘肺的发病率随累积接尘量的增加和平均接尘工龄的增加而增高，平均接尘工龄与累积接尘量密切相关，是致病的辅助因素。

9. 尘肺病发病工龄

自开始从事接尘作业起，一直到发现尘肺的时间叫作发病工龄。尘肺的发病工龄长短不一，这不仅与接触粉尘的性质有关，而且与该生产场所中防尘条件的好坏有关。一般来说，矽肺发病工龄为 8~10 年，煤工尘肺发病工龄为 15~20 年。

（二）煤矿粉尘对健康的影响

1. 皮肤、黏膜、上呼吸道的刺激作用

吸入的生产性粉尘进入呼吸道刺激呼吸道黏膜，使黏膜毛细血管扩张，黏液分泌增加，以加强对粉尘的阻留作用。但黏膜毛细血管长期扩张则会导致黏膜肥大，继之发生黏膜营养不良而致萎缩，形成萎缩性鼻炎。硬度较大、边缘锐利的粉尘颗粒还可以机械性地直接损伤黏膜细胞引起鼻炎、咽炎、喉炎。有些金属粉尘则直接损伤鼻黏膜形成溃疡和穿孔。粉尘散落于皮肤上可能堵塞皮脂腺，使皮肤干燥，容易发生继发感染，形成粉刺、毛囊炎等。粉尘对角膜的刺激及损伤可致角膜感觉迟钝、角膜混浊等。

2. 非特异性炎症反应

长期吸入大量煤矿粉尘可损伤呼吸道黏膜，致使黏膜上皮细胞增生肥大，黏液分泌增加，纤毛运动减弱。粉尘致呼吸道机械性损伤也常导致继发感染，因此慢性支气管炎是接尘工人常见的与职业有关的疾病，也有人称之为尘性慢性支气管炎。吸烟和粉尘的联合作用可增加慢性支气管炎的发病率。

3. 致纤维化作用引发尘肺

粉尘最严重的危害是引发尘肺。尘肺是长期吸入生产性无机粉尘，主要是矿物性粉尘而引起的以肺组织纤维化为主的一类疾病的统称。其病理特点是肺组织发生弥漫性、进行性的纤维组织增生，引起呼吸功能严重受损而致劳动能力下降乃至丧失。游离二氧化硅具有极强的细胞毒性和致纤维化作用，因此，粉尘致纤维化的程度与该类粉尘中游离二氧化硅的含量有关。矽肺是纤维化病变最严重、进展最快、危害最大的尘肺。粉尘的致纤维化作用是粉尘对人体健康危害最大的生物学作用。

第三节 粉 尘 的 控 制

据报道，我国作业场所存在有毒有害粉尘的企业超过 1600 万家，受到职业病危害的人数超过 2 亿。我国职业病目录中有 132 种职业病，其中有 13 种尘肺病，包括矽肺、煤工尘肺、石墨尘肺、炭黑尘肺、石棉肺、滑石尘肺、水泥尘肺、云母尘肺、陶工尘肺、铝尘肺、电焊工尘肺、铸工尘肺和其他类尘肺。在全部报告职业病例中，尘肺病约占80％，这一数值相当于其他国家尘肺病的总和，因此，对生产性粉尘的控制首先是降低作业场所的粉尘浓度。粉尘虽是对工人健康危害十分严重的职业性有害因素，但粉尘毕竟是人类生产活动所产生的，在一定意义上说是人为的有害因素。因此，依靠人类文明、认识的提高以及知识的增加和技术的发展，粉尘应该是可以预防和控制的。

一、粉尘危害控制的原则

目前，粉尘对人造成的危害，特别是尘肺病尚无特异性治疗方法，因此预防粉尘危害，加强对粉尘作业的劳动防护管理十分重要。粉尘作业的劳动防护管理应遵守三级防护原则。

（一）一级防护

只要认真做好一级防护，切实采取措施，把粉尘浓度降低到国家卫生标准以下，就可以降低粉尘所致疾病的发病率。做好一级防护，领导重视、依法治理是根本，工程防护是关键，卫生监督是保证。

1. 主要措施

一级防护的主要措施如下：综合防尘，即改革生产工艺、生产设备，尽量将手工操作变为机械化、自动化、密闭化、遥控化操作；尽可能采用不含或含游离二氧化硅低的材料代替含游离二氧化硅高的材料；在工艺要求许可的条件下，尽可能采用湿式作业；使用个人防尘用品，做好个人防护。

2. 定期检测

对作业环境的粉尘浓度实施定期检测，使作业环境的粉尘浓度在国家标准规定的允许范围之内。

3. 健康体检

根据国家有关规定，对工人进行就业前的健康体检，对患有职业禁忌证者、未成年人、女职工，不得安排其从事禁忌范围内的工作。

4. 宣传教育

普及防尘的基本知识。

5. 加强维护

对除尘系统必须加强维护和管理，使除尘系统处于完好、有效状态。

（二）二级防护

二级防护的主要措施如下：建立专人负责的防尘机构，制定防尘规划和各项规章制度；对新从事接尘作业的职工，必须进行健康检查；对在职的从事接尘作业的职工，必须定期进行健康检查，发现不宜从事接尘作业的职工要及时调离。

（三）三级防护

三级防护的主要措施如下：对已确诊为尘肺的职工，应及时调离原工作岗位，安排合理的治疗或疗养，患者的社会保险待遇应按国家有关规定办理。

二、煤矿粉尘治理的工程防护措施

要达到防止粉尘产生、降低粉尘浓度的目的，工程防护是关键。工程防护要从把好设计关开始，真正做到"三同时"，即卫生防护措施和生产工艺同时设计、同时施工、同时投入使用，对已有的生产设备和生产工艺，要依靠设备革新和工艺改革减少粉尘的产生。八字方针是综合治理粉尘的宝贵经验。

（1）宣：指宣传教育，按照党的方针、政策进行宣传。既要宣传尘肺的基本知识及粉尘的危害性，又要宣传尘肺是可以预防的，使群众充分认识到搞好防尘和预防尘肺是关系到广大接尘作业工人健康和促进生产的大事。加强组织领导和发动群众是做好防尘工作的关键措施。

（2）革：指生产工艺和生产设备的技术革新。这是消除粉尘危害的根本途径。

（3）水：指湿式作业。这是防止粉尘飞扬的有效措施。很多厂矿已经广泛采用了湿式作业，并积累了不少经验。

（4）密：指把粉尘的发生源密闭起来。凡产生粉尘的设备应尽量密闭起来，密闭设备应和局部抽出式机械风结合在一起。

（5）风：指利用风来达到除尘的目的。一般矿井中要有自然通风系统，使含尘空气按设计的路线自然排出。也可采用机械通风，如压入式局部通风就是利用风机将新鲜空气沿风筒压入工作面，使含尘空气沿巷道排出。

（6）护：指个人防护和增强体质。个人防护的目的是防止粉尘进入呼吸道。

（7）管：指加强技术管理，建立必要的防尘制度和防尘设备维修管理制度等。

煤矿企业从业人员

（8）查：指对接尘作业工人的健康检查，对生产环境的定期测尘及督促检查。

煤矿作业场所空气中飘浮的粉尘，由于重力作用逐渐向下沉降，沉积在工作面的底板、巷道壁、机电设备的表面。粉尘在这种沉积状态下，并不能直接被吸入呼吸道对人体造成危害，但由于生产中机械运转、局部通风、人员走动、爆破等原因，会使已沉积的粉尘再次飞扬形成二次扬尘，增加作业场所空气中的粉尘浓度，加重对人体的危害性。如果遇到瓦斯或煤尘爆炸，爆炸产生的冲击波会使沉积的煤尘扬起，扬起的煤尘参与爆炸，使瓦斯或煤尘爆炸产生更严重的后果。煤矿工人长期吸入过量的呼吸性粉尘导致的尘肺病居全国各类职业病之首，目前我国煤矿主要采取以水、风为主的综合工程防尘技术。

1. 矿井防尘供水系统

矿井防尘供水系统是煤矿粉尘治理的重要基础设施，矿井必须建立完善的防尘供水系统。防尘供水管路除了敷设到采掘工作面，还应当敷设到所有能产生粉尘和沉积粉尘的地点。如主要运输巷、带式输送机斜井与平巷、上山与下山、采区运输巷与回风巷、采煤工作面运输巷与回风巷、掘进巷道、煤仓放煤口、溜煤眼放煤口、卸载点等地点，每隔 50～60 m 都应安设支管和阀门，以供冲洗巷道等使用。我国大多数煤矿粉尘属于疏水性粉尘，可使用降尘剂提高降尘效果。为避免二次污染，要求降尘剂应当无毒、无腐蚀、不污染环境。

为此《煤矿作业场所职业病危害防治规定》第三十八条要求：

（1）井工煤矿必须建立防尘洒水系统。永久性防尘水池容量不得小于 200 m³，且贮水量不得小于井下连续 2 h 的用水量，备用水池贮水量不得小于永久性防尘水池的 50%。

（2）防尘管路应当敷设到所有能产生粉尘和沉积粉尘的地点，没有防尘供水管路的采掘工作面不得生产。静压供水管路管径应当满足矿井防尘用水量的要求，强度应当满足静压水压力的要求。

（3）防尘用水水质悬浮物的含量不得超过 30 mg/L，粒径不大于 0.3 mm，水的 pH 值应当在 6～9 范围内，水的碳酸盐硬度不超过 3 mmol/L。使用降尘剂时，降尘剂应当无毒、无腐蚀、不污染环境。

2. 掘进井巷和硐室防尘措施

水炮泥是用盛水的塑料袋代替或部分代替炮泥充填于炮眼内，爆破时被汽化结成雾滴，采用水炮泥比单纯用土炮泥时的粉尘浓度降低 20%～50%；湿式打眼较干式打眼的产尘量降低 94%~98%。因此，必须使用水炮泥和湿式打眼。喷雾降尘过程是水雾粒与尘粒因凝结而沉降的过程。高压喷雾具有高效降尘等优点。研究表明，随着喷雾压力的提高，降尘效率也随之升高，当喷雾压力超过 12.5 MPa 时，降尘效果提高并不明显。现场调研结果表明，喷雾压力达到 8 MPa 以上时采掘工作面的喷雾降尘效率可达 80% 以上，综合考虑经济和降尘效果，将最低喷雾压力定为 8 MPa。

为此《煤矿作业场所职业病危害防治规定》第三十九条要求：井工煤矿掘进井巷和硐室时，必须采用湿式钻眼，使用水炮泥，爆破前后冲洗井壁巷帮，爆破过程中采用高压喷雾（喷雾压力不低于 8 MPa）或者压气喷雾降尘、装岩（煤）洒水和净化风流等综合防尘措施。

3. 井工煤矿钻孔施工过程的防尘措施

煤矿井下钻孔施工过程一般使用湿式钻孔，但有些区域受地质条件限制难以采取湿式钻孔，只能采用干式钻孔。干式钻孔粉尘产生量大，必须采取除尘器除尘，结合当前钻孔除尘技术的现状，除尘器的呼吸性粉尘除尘效率不得低于 90%。

为此《煤矿作业场所职业病危害防治规定》第四十条要求：井工煤矿在煤、岩层中钻孔，应当采取湿式作业。煤（岩）与瓦斯突出煤层或者软煤层中难以采取湿式钻孔时，可以采取干式钻孔，但必须采取除尘器捕尘、除尘，除尘器的呼吸性粉尘除尘效率不得低于 90%。

4. 煤矿炮采工作面综合防尘措施及技术参数

水炮泥是用盛水的塑料袋代替或部分代替炮泥充填于炮眼内，爆破时被汽化结成雾滴，采用水炮泥比单纯用土炮泥时的粉尘浓度降低 20%~50%；湿式打眼较干式打眼的产尘量降低 94%~98%。因此，必须使用水炮泥和湿式打眼。喷雾降尘过程是水雾粒与尘粒因凝结而沉降的过程。高压喷雾具有高效降尘等优点。研究表明，随着喷雾压力的提高，降尘效率也随之升高，当喷雾压力超过 12.5 MPa 时，降尘效果提高并不明显。现场调研结果表明，喷雾压力达到 8 MPa 以上时采掘工作面的喷雾降尘效率可达 80% 以上，综合考虑经济和降尘效果，将最低喷雾压力定为 8 MPa。

为此《煤矿作业场所职业病危害防治规定》第四十一条要求：井工煤矿炮采工作面应当采取湿式钻眼，使用水炮泥，爆破前后应当冲洗煤壁，爆破时应当采用高压喷雾（喷雾压力不低于 8 MPa）或者压气喷雾降尘，出煤时应当洒水降尘。

5. 机采工作面综合防尘措施

机采工作面是煤矿井下主要产尘点之一，产尘工序包括采煤机割煤、液压支架降柱移架、破碎机破煤及放顶煤等。为抑制采煤工作面产生的粉尘，改善劳动条件，要求采煤机必须安装内外喷雾装置，割煤时必须喷雾降尘，液压支架必须安装自动喷雾降尘装置，破碎机必须安装防尘罩，并加装喷雾装置或者除尘器等。由于目前国内采煤机内喷雾使用寿命短，降尘效果得不到保证，为了进一步提高采煤工作面降尘效果，还要求内喷雾装置不能正常使用时，外喷雾压力不得低于 8 MPa。放顶煤时煤尘随落煤逸出，产尘强度大，低压喷雾不能控制粉尘扩散，因此，规定放顶煤采煤工作面的放煤口必须安装高压喷雾装置（喷雾压力不低于 8 MPa）或者采取压气喷雾降尘。采煤工作面防尘措施的降尘效率必须符合《煤矿井下粉尘综合防治技术规范》（AQ 1020—2006）的要求。建议煤矿企业在采购采煤机时应充分考虑内喷雾防尘性能。

为此《煤矿作业场所职业病危害防治规定》第四十二条要求：井工煤矿采煤机作业时，必须使用内、外喷雾装置。内喷雾压力不得低于 2 MPa，外喷雾压力不得低于 4 MPa。内喷雾装置不能正常使用时，外喷雾压力不得低于 8 MPa，否则采煤机必须停机。液压支架必须安装自动喷雾降尘装置，实现降柱、移架同步喷雾。破碎机必须安装防尘罩，并加装喷雾装置或者除尘器。放顶煤采煤工作面的放煤口，必须安装高压喷雾装置（喷雾压力不低于 8 MPa）或者采取压气喷雾降尘。

6. 机掘工作面综合防尘措施

机掘工作面是煤矿井下尘肺病患病率最高的作业点。由于掘进工作面为独头，污风（或称乏风）必会经过人员作业段，采用单一降尘措施难以将工作面粉尘浓度降低到规定要求。因此规定掘进机截割时应当使用内、外喷雾装置和控尘装置、除尘器等构成的综合防尘系统。但根据现场调研情况，目前国内掘进机内喷雾使用寿命短，降尘效果得不到保证，为了进一步提高机掘工作面的降尘效果，还要求内喷雾装置不能正常使用时，外喷雾压力不得低于8 MPa。目前国内在综掘工作面防尘系统以"注、控、抽、喷"为主要技术途径，形成了"快速注水、涡流控尘、抽尘净化、喷雾降尘"的综合防尘措施，可使机掘工作面呼吸性粉尘浓度降低80% ~95%。

为此《煤矿作业场所职业病危害防治规定》第四十三条要求：井工煤矿掘进机作业时，应当使用内、外喷雾装置和控尘装置、除尘器等构成的综合防尘系统。掘进机内喷雾压力不得低于 2 MPa，外喷雾压力不得低于 4 MPa。内喷雾装置不能正常使用时，外喷雾压力不得低于 8 MPa；除尘器的呼吸性粉尘除尘效率不得低于 90%。

7. 采煤工作面回风巷、掘进工作面回风侧风流净化措施

为了防止采掘工作面产生的粉尘随风流向其他作业地点扩散，要求采煤工作面回风巷、掘进工作面回风侧应当分别安设风流净化水幕。目前，风流净化水幕分为手动控制和自动控制两种，手动控制容易造成管理人员疏忽而忘记开关水幕，不能有效净化风流。因此，要求必须采取自动控制水幕，为了提高风流净化效果，要求至少安设 2 道自动控制风流净化水幕。

为此《煤矿作业场所职业病危害防治规定》第四十四条要求：井工煤矿的采煤工作面回风巷、掘进工作面回风侧应当分别安设至少 2 道自动控制风流净化水幕。

8. 煤仓放煤口、溜煤眼放煤口及地面带式输送机走廊防尘措施

煤转运过程中在煤仓放煤口、溜煤眼放煤口及地面带式输送机走廊等地点会产生大量粉尘。为了防止粉尘扩散，宜对这些产尘点进行密闭，并安设喷雾装置或者除尘器。煤仓放煤口、溜煤眼放煤口因粉尘产生量较大，当采用喷雾降尘时，必须采用高压喷雾以提高降尘效率。

为此《煤矿作业场所职业病危害防治规定》第四十五条要求：煤矿井下煤仓放煤口、溜煤眼放煤口以及地面带式输送机走廊必须安设喷雾装置或者除尘器，作业时进行喷雾降尘或者用除尘器除尘。煤仓放煤口、溜煤眼放煤口采用喷雾降尘时，喷雾压力不得低于 8 MPa。

9. 采掘工作面煤层注水主动抑尘措施

煤层注水是将压力水注入煤层裂隙和孔隙之中湿润煤体，使其强度和脆性减弱、塑性增加，开采时就能减少煤尘的产生量。同时，在开采过程中，存在于煤体孔隙和裂隙内的水还可以使 5 μm 以下的煤尘结团为较大的尘粒而失去悬浮能力，从而减少浮尘的产生量。这是减少煤尘产生量的根本措施，也是综合防尘的治本措施。据测定，由于煤层性质和注水条件不同，煤层注水可使粉尘产生量减少 50% ~ 90%。因此，要求井工煤矿的所有可注性煤层必须进行煤层注水。煤层注水可注性测试按照《煤层注水可注性鉴定方法》（MT/T 1023—2006）进行。煤矿企业必须对每个煤层进行可注性测试，并有测试结果。

为此《煤矿作业场所职业病危害防治规定》第四十六条要求：井工煤矿的所有煤层必须进行煤层注水可注性测试。对于可注水煤层必须进行煤层注水。煤层注水过程中应当对注水流量、注水量及压力等参数进行监测和控制，单孔注水总量应当使该钻孔预湿煤体的平均水分含量增量不得低于1.5%，封孔深度应当保证注水过程中煤壁及钻孔不漏水、不跑水。在厚煤层分层开采时，在确保安全前提下，应当采取在上一分层的采空区内灌水，对下一分层的煤体进行湿润。

10. 锚喷工作面综合防尘措施

锚喷工作面尘源点主要有钻孔、喷浆。湿式钻孔是将压力水送入孔底，使粉尘变成煤浆流出，抑制煤尘的生成与飞扬，较干式钻孔时的粉尘产生量可降低94%～98%。因此，井工煤矿打锚杆眼应当实施湿式钻孔。

喷浆工艺分为干喷、潮喷和湿喷。干喷粉尘产生量大，国家安全监管总局、国家煤矿安监局《关于发布禁止井工煤矿使用的设备及工艺目录（第三批）的通知》（安监总煤装〔2011〕17号）已将干式喷浆机列为禁止使用设备目录。湿喷可以从根本上解决锚喷作业的粉尘问题，但目前应用较少，国内仍以潮喷为主，潮喷过程中喷射机上料口、排气口和喷浆点产尘量较大。因此，规定喷射混凝土时应当采用潮喷或者湿喷工艺，采用潮喷工艺时喷射机、喷浆点应当配备捕尘、除尘装置。为防止粉尘扩散，距离锚喷作业点下风向100 m内，应当设置2道以上自动控制风流净化水幕。

为此《煤矿作业场所职业病危害防治规定》第四十七条要求：井工煤矿打锚杆眼应当实施湿式钻孔，喷射混凝土时应当采用潮喷或者湿喷工艺，喷射机、喷浆点应当配备捕尘、除尘装置，距离锚喷作业点下风向100 m内，应当设置2道以上自动控制风流净化水幕。

11. 煤矿转载点、装煤点和运输巷道防尘措施

转载点是转运系统的主要产尘点，应当采用自动喷雾降尘或者密闭尘源除尘器抽尘净化等措施。当转载点落差过大时，物料下落冲击产生粉尘较大，且不易控制。因此，要求转载点落差超过0.5 m时要安装溜槽或者导向板。装煤点处产生的粉尘会随风流扩散，对下风侧人员造成危害。因此，要求装煤点下风侧20 m内，必须至少设置一道自动控制风流净化水幕。

为此《煤矿作业场所职业病危害防治规定》第四十八条要求：井工煤矿转载点应当采用自动喷雾降尘（喷雾压力应当大于0.7 MPa）或者密闭尘源除

尘器抽尘净化等措施。转载点落差超过 0.5 m，必须安装溜槽或者导向板。装煤点下风侧 20 m 内，必须设置一道自动控制风流净化水幕。运输巷道内应当设置自动控制风流净化水幕。

12. 露天煤矿各生产工序粉尘综合防治措施

露天煤矿在穿孔和钻眼、破碎、铲装、汽车运输、汽车卸载等生产过程中都会产生大量粉尘，因此，对露天煤矿防尘供水水源，钻孔、破碎、挖掘等作业场所提出了具体要求，如应设置有专门稳定可靠供水水源的加水站（池），加强对穿孔机、挖掘机、汽车等司机操作室的防护等。

为此《煤矿作业场所职业病危害防治规定》第四十九条要求：露天煤矿粉尘防治应当符合下列要求：

（1）设置有专门稳定可靠供水水源的加水站（池），加水能力满足洒水降尘所需的最大供给量。

（2）采取湿式钻孔；不能实现湿式钻孔时，设置有效的孔口捕尘装置。

（3）破碎作业时，密闭作业区域并采用喷雾降尘或者除尘器除尘。

（4）加强对穿孔机、挖掘机、汽车等司机操作室的防护。

（5）挖掘机装车前，对煤（岩）洒水，卸煤（岩）时喷雾降尘。

（6）对运输路面经常清理浮尘、洒水，加强维护，保持路面平整。

13. 洗选煤厂原煤准备过程各工序防尘措施

洗选煤厂的给煤、破碎、筛分、转载等是原煤准备过程主要产尘源，产尘点固定、产尘量大，宜密闭尘源，并采取喷雾降尘或者除尘器除尘。

为此《煤矿作业场所职业病危害防治规定》第五十条要求：洗选煤厂原煤准备（给煤、破碎、筛分、转载）过程中宜密闭尘源，并采取喷雾降尘或者除尘器除尘。

14. 储煤场厂区粉尘综合防治措施

储煤场由于物料流动、现场装卸作业、风力扰动等原因，会产生大量粉尘，为了防止粉尘扩散，提出储煤场厂区应定期洒水抑尘、四周设抑尘网，装卸煤炭时应采取喷雾降尘等措施。

为此《煤矿作业场所职业病危害防治规定》第五十一条要求：储煤场厂区应当定期洒水抑尘，储煤场四周应当设抑尘网，装卸煤炭应当喷雾降尘或者洒水车降尘，煤炭外运时应当采取密闭措施。

煤矿企业从业人员

第四节　尘肺病的诊断、治疗与康复

一、尘肺病的诊断与劳动能力鉴定

1. 尘肺病诊断的根据

诊断尘肺病的根据是"可靠的生产性粉尘接触史和现场劳动卫生学调查资料"，这是尘肺病诊断的基础，也是尘肺病诊断的前提。尘肺病是在个体累积暴露剂量达到一定水平以上后发生的，换句话说，个体累积暴露剂量太低，则不会发生尘肺病。累积暴露剂量是由工人接尘作业的时间及作业场所粉尘的浓度和分散度决定的。也就是说，接尘作业时间和作业场所粉尘浓度是判断一个人有没有发生尘肺病可能性的根据。

2. 尘肺病诊断的主要依据

《职业性尘肺病的诊断》（GBZ 70—2015）规定，以技术质量合格的 X 射线高千伏或数字化摄影（DR）后前位胸片表现作为主要依据。

3. 诊断尘肺病的参考

尘肺病是一种慢性病，连续性的健康监护资料，特别是连续的胸片资料，可以提供病变发生和发展的过程，对于病变性质的认识和确定有很大帮助，只有一张胸片不能确诊。流行病调查资料可提供该行业或该工作环境尘肺病发生的情况，可作为估计疾病发生概率的参考。参考资料是重要的，但不是必需的。

4. 尘肺病的诊断分期

《职业性尘肺病的诊断》（GBZ 70—2015）规定了尘肺病的诊断原则和诊断分期，适用于国家现行职业病名单中规定的各种尘肺病。该标准将尘肺分壹期尘肺、贰期尘肺、叁期尘肺。

5. 尘肺病人的劳动能力鉴定

尘肺病人的劳动能力鉴定是指劳动鉴定委员会按照《劳动能力鉴定　职工工伤与职业病致残等级》（GB/T 16180—2014），对尘肺病人的伤残等级进行鉴定。伤残一至四级为全部丧失劳动能力，五至六级为大部分丧失劳动能力，七至十级为部分丧失劳动能力。尘肺病人的待遇和安置以评定的伤残等级为主要依据。

二、尘肺病的治疗

（一）尘肺病的抗纤维化治疗

尘肺病纤维化不可逆决定了尘肺本身不能治愈。尘肺的基本病理改变为肺脏以胶原纤维为主要成分的硅结节形成，而且是进行性加重性改变。随着尘肺的发展，硅结节可增大、融合而形成大块纤维化组织。由于尘肺的发展必然会累及支气管、肺血管、胸膜、心脏等脏器，从而造成一系列继发性病变。尘肺弥漫性纤维化可引起局部肺泡萎陷而临近肺泡代偿性气肿。尘肺引起的支气管改变早期为尘源性支气管炎，以后支气管管壁纤维化或纤维化组织牵拉使支气管发生扭曲变形、狭窄、痉挛，造成阻塞性通气功能障碍，出现肺气肿。肺泡壁与肺泡血管壁纤维增生可影响弥散功能，影响氧气的吸入和二氧化碳的呼出。肺血管内膜纤维增生，使肺血管变窄、闭塞，肺动脉高压造成肺源性心脏病。肺血管闭塞使肺组织局部供血不良，易促使尘肺融合及局部坏死。上述病变必然会引起尘肺患者心、肺功能不全。

至今大多数学者认为胶原纤维是不可逆转的。尘肺病变中的大块纤维化组织、硬化性肺不张、胸膜增厚、肺气肿、血管狭窄和闭塞、右心室肥大、肺心病等也不可逆转。而尘肺的有些继发性病变如肺部炎症、支气管功能性痉挛、局部肺膨胀不全、低氧血症引起的反射性肺动脉收缩而加重的肺动脉高压及合并肺结核均可以逆转。

20世纪50年代末60年代初我国尘肺病高发，由于大量尘肺病人出现，且病情均十分严重，对尘肺病人采取临床治疗成为迫切的任务。最初阶段，临床治疗主要是对症治疗，并采取保健措施，如定期疗养，做呼吸体操，饮用酸奶，服用维生素等。为了满足临床病人治疗的需要，全国大部分地区开展了治疗尘肺药物的筛选研究，主要是根据中医辨证施治的理念，以生津润肺和软坚散结、标本兼治为原则，开展了中医治疗尘肺的药物筛选，曾筛选过3000多种中草药。随着抗纤维化研究的进展，开展了以抗纤维化治疗为目的的大量研究，包括各地自行开展的研究工作和国家组织的科技攻关研究，主要试用的药物有克矽平、汉防己甲素、磷酸哌喹、羟基磷酸哌喹、柠檬酸铝等。

1. 克矽平

克矽平是高分子氮氧化物，其作用机制是在矽尘破坏巨噬细胞的过程中起

煤矿企业从业人员

保护作用，具有阻止和延缓尘肺发展的作用，可用于治疗和预防。用法：每1 kg体重每周30 mg，肌肉注射，或以4%浓度的克矽平水溶液8~10 mL，每日雾化吸入1次，3个月为1个疗程，间隔1~2个月后，复治2~4疗程，以后每年复治2个疗程。药物副作用：少数患者可有一过性转氨酶升高。本品雾化吸入副作用甚少。

2. 汉防己甲素

汉防己甲素是从中药汉防己科千金藤中提取的一种生物碱，它能使尘肺内胶原合成量减少。用法：每日口服200~300 mg，服6天，停1天，连用12周为1个疗程。用药后患者临床症状改善，X射线胸片有好转。对急性尘肺疗效较好。药物副作用：主要为食欲减退、血转氨酶升高、心率减慢等。

3. 磷酸哌喹、羟基磷酸哌喹

实验研究发现，磷酸哌喹和羟基磷酸哌喹能抑制肺泡巨噬细胞的分化成熟，降低其吞噬功能；稳定溶酶体膜，抑制巨噬细胞膜脂类过氧化反应，保护巨噬细胞；抑制纤维细胞形成胶原；对尘肺发病过程中的免疫反应有抑制作用。该类药物毒性小，适合长期口服，易于推广。药物副作用：对免疫系统有一定的抑制作用，有结核病史者禁用。

4. 矽肺宁

矽肺宁具有活血散结、止咳平喘的功效，既能拮抗矽尘毒性，又能保护细胞膜，具有一定的抗溶血作用；保护肺泡巨噬细胞膜，提高肺泡巨噬细胞ATP含量，可使肺泡巨噬细胞免受粉尘破坏，有缓解尘肺病变进展的作用。该药还有抗炎、抗感染作用，能增强机体免疫功能。

5. 黄根片

黄根为茜草科三角瓣花属植物，主要作用成分是以有机铝为主的多种金属元素形成的聚合物。作用机理为铝在二氧化硅表面形成难溶性的硅酸铝，使之对巨噬细胞丧失毒性作用，从而起到拮抗石英细胞毒效应、保护巨噬细胞、抑制石英的致纤维化作用。

大量动物实验的研究显示，这些药物有一定预防和延缓纤维化进展的作用。临床研究亦报告有延缓纤维化进展的作用。但是，各种治疗尘肺病纤维化药物的临床治疗效果都不太理想，既不能阻止病情发展，也不能使尘肺消散。因此，到目前为止，国内外大多数学者认为尘肺仍无特殊治疗办法，尘肺是可防不可治愈的，尘肺病的治疗重点应放在合并症的治疗上。

第二章 粉尘危害及其控制

（二）大容量肺灌洗

大容量肺灌洗是针对尘肺病人始终存在的粉尘性和巨噬细胞性肺泡炎而采取的治疗措施。病人在工作场地吸入的大量粉尘，大部分通过咳嗽、咳痰排出体外，但仍有一部分长期滞留在细支气管和肺泡内，不断被肺泡巨噬细胞吞噬，肺灌洗能排出病人肺泡内沉积的煤硅粉尘和大量的尘细胞及呼吸道分泌物。通过灌洗不仅可以明显改善症状，而且有利于遏制病情发展，延缓病期升级。对 X 射线胸片尚未出现病变的接尘工人及可疑尘肺工人进行肺灌洗可以防止其发病或推迟其发病时间。

1. 大容量肺灌洗的方法

大容量肺灌洗是针对病人始终存在于肺部的粉尘和炎性细胞而采取的治疗措施，不但能清除肺泡内的粉尘、巨噬细胞及致炎症、致纤维化因子等，而且还可改善症状及肺功能。肺灌洗不仅能有效排除肺泡内沉积的二氧化硅粉尘和吞尘巨噬细胞，而且也能很好地排除肺间质内沉积的尚未包裹的二氧化硅粉尘和吞尘巨噬细胞，是一种祛除病因的疗法，是其他方法所不能替代的。

大容量肺灌洗的基本方法是，在病人静脉复合麻醉的情况下，将双腔支气管导管置于病人气管和支气管内，一侧肺以纯氧通气，另一侧肺灌洗液反复灌洗。一般每次灌入洗液 1～2 L，共灌洗 10～14 次，每侧肺需 15～22 L 不等，历时约 1 h，直到灌洗回收液由黑色混浊变为无色澄清为止。

2. 适合大容量肺灌洗的病人

（1）各期各类尘肺病人，包括矽肺、煤工尘肺、煤矽肺、水泥尘肺、电焊工尘肺等无机尘肺，壹、贰、叁期无合并活动性肺结核，肺大泡，严重肺气肿，气管、支气管畸形及严重心脏病，高血压，血液病病人，年龄一般在 65 岁以下。

（2）重症或难治的下呼吸道感染者，如难治的喘息性支气管炎、支气管扩张症患者。

（3）吸入放射性粉尘的病人。

3. 不适合大容量肺灌洗的病人

（1）严重气管及支气管畸形，致使双腔支气管导管不能就位者。

（2）合并活动性肺结核者。

（3）胸膜下有直径大于 2 cm 的肺大泡者。

（4）重度肺气肿者。

（5）重度肺功能低下者。

（6）合并心、脑、肝、肾等主要脏器严重疾病或功能障碍者。

（7）凝血机能障碍者。

（8）恶性肿瘤或免疫机能低下者。

4. 大容量肺灌洗治疗后的效果

（1）改善症状。肺灌洗术后，当时病人即可感到呼吸通畅，胸闷、胸痛、气短好转或消失，3年随访疗效巩固。

（2）体质、体力恢复。45例3年随访，体力明显增强32例（占71.1%），体重平均增加2.18 kg。91.1%的病人感冒、上呼吸道感染的次数减少。

（3）清除粉尘总量。每侧肺平均为3000~5000 mg，其中游离二氧化硅为70~200 mg。

（4）气道阻力减小，弥散功能明显改善，动脉血氧分压有所提高。

5. 大容量肺灌洗的安全性

截至2015年底，全国已完成超过15000例的大容量肺灌洗治疗，临床效果较好且安全。术中和术后的并发症发生率在3%以内，随着技术的熟练及措施的完善，并发症将日益减少。实践证明，大容量肺灌洗是一项安全有效的新技术。

6. 大容量肺灌洗治疗后应注意的事项

（1）尘肺病人进行大容量肺灌洗后原则上不能再接尘。

（2）未定期的接尘工人进行大容量肺灌洗后如接尘，应在3~5年后再次灌洗。

（3）为巩固疗效，减少刺激，增强免疫力，应禁烟酒。

（4）进行大容量肺灌洗后一周内应注意休息，保暖、预防感冒。

（5）有条件者应在进行大容量肺灌洗后半年至一年在当地拍胸片及对肺功能进行复查。

（三）尘肺合并症的治疗

尘肺常见的合并症有肺结核、肺心病、气道和肺部的感染、气胸、呼吸衰竭。

1. 肺结核

1）尘肺病人易患肺结核的原因

（1）由于尘肺患者肺组织中沉积着足量的难溶性矽尘，破坏了一批又一批的巨噬细胞，使巨噬细胞数量减少。肺组织中的巨噬细胞就像肺脏的卫士一样，数量减少影响了它们吞噬、消化、灭菌的能力。

（2）由于巨噬细胞大量破坏，同时也影响了结核免疫的效应细胞，使入侵的结核菌不能及时被吞噬而繁殖生长，继续播散。

（3）由于结核免疫的效应细胞受到破坏，失去了消化、加工、处理和传递抗原信息的能力，使下一步的免疫反应难以启动。

（4）由于尘肺患者外周血中 T 淋巴细胞数量减少、功能下降，影响了结核免疫的效应细胞，干扰了其淋巴因子的释放，使巨噬细胞不易激活，再次降低了巨噬细胞灭菌的能力。

总之，尘肺患者易感染结核是由于尘肺患者肺脏内沉积的矽尘破坏了结核的细胞免疫功能，致使结核获得性免疫难以建立，因而矽尘作业工人和尘肺患者是结核病的易感者。

2）肺结核是尘肺病人的最大健康威胁

在尘肺的合并症中，以肺结核最为常见，对尘肺病人的健康威胁也最大。它的特点是尘肺越发展，并发肺结核的概率也越大。根据一般统计，壹期尘肺并发肺结核的概率为 10%～20%，贰期尘肺并发肺结核的概率为 20%～40%，叁期尘肺并发肺结核的概率高达 40%～70%。另外，并发肺结核后可使尘肺本身的病变加速发展。尘肺并发肺结核后，由于病人的免疫力和抵抗力降低，肺部出现纤维化，故抗结核药物的治疗效果比起单纯的肺结核病来说效果要差。因此，必须及早和坚持长期系统地服药治疗，并应在医师的指导和观察下合理用药。

3）预防尘肺病人并发肺结核

（1）对于有大量粉尘的矿山、工厂来说，要经常开展防痨知识的宣传教育，搞好环境卫生和饮食卫生。定期体检是早期发现传染源的有效措施，发现有传染危险的开放性结核病人，应进行呼吸道隔离，并给予积极治疗。尘肺病人禁止与开放性结核病人和尘肺结核病人密切接触，更不应同住一个病室或房间，以免交叉感染。尘肺病人应不断提高健康水平，增强身体的抵抗力。

（2）凡属粉尘作业的厂矿，必须严格执行国家关于不能录用肺结核病人从事接尘作业的规定。这样做既使得结核病人免于得尘肺病，也消除了粉尘作业环境中的结核传染源。叁期尘肺病人每年定期服用一定量的抗结核药物，可以减少或防止肺结核的发生。

4）尘肺结核的治疗特点

（1）矽尘对肺脏的损害使其防御能力降低，导致尘肺与结核病互相加重，使彼此迅速发展。被活化的肺巨噬细胞大量地吞噬矽尘粒子而迅速崩解和死亡后，释放出致纤维化因子，致使肺的纤维化加重。试验和人体的研究证明，在有矽尘存在时，结核菌的繁殖较快，又由于矽尘长期而不断地作用于肺巨噬细胞，致使肺巨噬细胞不断而大量地崩解和死亡，因此对结核菌的吞噬能力相应地降低，从而使结核病灶处于活动、发展状态，威胁病人生命。

（2）患尘肺时，肺小动脉的增生改变、纤维病变及块状纤维化部位的血循环改变，可能影响局部抗结核药物的浓度，以及病人常有不合理化疗和耐药菌产生等均会影响疗效。尘肺的治疗一般用药量较大，用药时间较长，有人主张终生用药。尘肺患者可定期服用一定量的抗结核药物，以预防尘肺并发结核。

2. 肺源性心脏病

1）肺源性心脏病的概念

在人体内，主管呼吸的肺和主管血液循环的心脏是邻居，它们之间有非常密切的关系。因此，心脏有病时往往会影响到肺，而肺有病时同样也会影响到心脏。尘肺，特别是晚期尘肺病人，由于肺部组织广泛纤维化和肺气肿，从而大大增加了心脏的负担。久而久之，心脏由于负担过重，就会发生衰竭，产生心脏病。由于肺部的病变使心脏发生衰竭称为肺源性心脏病。得了肺源性心脏病，如果发生心力衰竭时，病人往往有明显的心跳和气短，咳嗽咯痰加重，嘴唇、指甲明显青紫，肝脏肿大，以及两下肢浮肿等。这时应及时通过医师进行积极的诊治。

2）尘肺肺心病急性发作期的治疗

（1）给氧。患者一般应在医生指导下进行低浓度吸氧治疗。

（2）控制感染。采用静脉输液的方法注射强有力的抗菌素。

（3）纠正酸碱平衡失调和电解质紊乱，维持体内环境平衡。

（4）保持气道通畅，稀释痰液，促进痰液排出。

（5）合理使用利尿剂，防止过分脱水导致痰液黏稠，加重通气障碍。

（6）强心剂的应用。在抗感染、利尿的基础上，使用少量强心剂。

（7）激素的应用。在积极使用抗菌素的基础上，酌情使用激素。

（8）慎重使用镇静剂，有二氧化碳潴留时禁止使用镇静剂。

3. 肺部感染

尘肺病人机体抵抗力低下，气道和肺部感染在尘肺并发症中的发病率是最高的。同时，肺部感染也是导致尘肺肺心病由稳定期演变成急性加重期、呼吸衰竭程度加重的重要因素，是导致尘肺患者死亡的重要原因之一。

1）尘肺肺部感染的特点

（1）呼吸困难、咳嗽咯痰、发作性气喘，俗称呼吸道综合征。它时轻时重，但呼吸困难持续存在（除有心脏病的因素），并呈现渐进性加重的特点。当呼吸困难，在短时间内加重，且随病情发展咳嗽咯痰增多，痰的性质发生改变（如由白痰变为黄痰或绿痰）时，表示肺部存在感染。

（2）尘肺肺心病和呼吸衰竭患者在常规治疗的情况下，若心肺功能恶化，表示肺部存在感染。

（3）尘肺肺部感染还会促使尘肺发展、并发症加重。

（4）尘肺肺部感染后，抗生素的疗效差，易发生真菌感染，使感染发展难治型感染。

2）尘肺患者气道和肺部感染使用抗生素过程中存在的问题

（1）经验性或臆断性用药太多，投药前送检痰标本作微生物学检查过少。

（2）适应证过宽或失控，把抗生素用作退热药、病人点名要药等，无适应证的目的不明确的预防性用药较多。

（3）药种选择失当，选用广谱抗菌药物偏多而依据很不充分。超前使用高级别抗生素，细菌耐药性增强，出现真菌肺部感染，使气道和肺部感染发展为难治型感染。

（4）用药方法不当，如联用药种类过多或不合理、更换频繁、剂量偏小或偏大，疗程过长或过短等。

尘肺患者要在医生的指导下使用抗生素。一般的上呼吸道感染，病毒感染的可能性大，不要盲目使用抗生素，即使发生肺部感染，也要结合本人的抗生素使用史从基础抗生素用起。尘肺患者在发生肺部感染时，不要一味追求"高价位、强有力"的新型抗生素，为自己未来可能反复发生的肺部感染预留用药空间。

4. 尘肺并发气胸

尘肺病人，尤其是晚期尘肺患者，由于肺部存在严重的纤维化，以及肺气肿和肺大泡，常常容易发生气胸。例如，尘肺肺气肿、肺大泡病人在便秘时屏气排便、提重物、猛一用力或剧烈咳嗽，就可能使气肿的肺泡或大泡发生破裂，导致空气从肺内进入胸腔（正常情况下胸腔是负压、密闭的，与外界不相通），这时由于有大量气体进入胸腔而产生气胸。气胸是一种严重的尘肺并

煤矿企业从业人员

发症，因抢救不及时可能危及生命。因此，尘肺病人如突然发生急剧的呼吸困难、胸痛，伴有心慌、出汗、血压下降、面色苍白等情况，应高度警惕有无气胸的可能性，需立即请医师诊治。

尘肺患者气胸发病时，最突出的症状是胸痛、剧咳、气促，由于贰、叁期尘肺及尘肺结核患者肺功能低下，即使气胸压缩范围不大，亦可导致缺氧、呼吸困难，口唇和指、趾末端绀紫，严重者绀紫明显、面色苍黄、大汗淋漓、脉搏微弱、血压下降，神志不清，甚至呈休克状态。

5. 尘肺合并呼吸衰竭

1）呼吸衰竭的诊断

尘肺合并的呼吸衰竭大都为慢性呼吸衰竭，或是慢性呼吸衰竭急性加重。尘肺呼吸衰竭时，呼吸困难加重，口唇和指、趾末端绀紫，结合血气改变，容易诊断。动脉血气分析是最直观的诊断指标，其判定标准如下：在平原，静息条件下呼吸室内的空气，动脉血氧分压小于 60 mmHg、二氧化碳分压大于 50 mmHg即为呼吸衰竭。

2）尘肺呼吸衰竭的治疗

（1）保持呼吸道通畅。

（2）低浓度持续氧疗。

（3）积极进行抗感染治疗。

（4）增加通气量，给予呼吸兴奋剂和机械通气治疗。

（5）纠正酸碱平衡失调、电解质紊乱。

（6）营养支持治疗。尘肺患者本身有营养不良的表现，发生呼吸衰竭后会因摄入热量不足、呼吸加快、呼吸做功增加、发热等因素影响，使能量消耗进一步增加，长此以往，多数患者存在营养不良，机体免疫功能降低，感染不易控制。同时，尘肺患者发生呼吸衰竭后，呼吸肌无力和疲劳，以致发生呼吸泵功能衰竭，使抢救失败或病程延长。故抢救时应按常规鼻饲高蛋白、高脂肪、低碳水化合物，以及含多种维生素和微量元素的饮食。

（四）尘肺的预防保健

1. 生活保健

在饮食上，尘肺患者以老年人居多，应食用营养丰富且易消化的食物，老年尘肺患者有喜欢热食、流食的特点。在睡眠时，若夜间居室过于密闭，空气不流通，空气中氧含量下降，可加重尘肺患者夜间睡眠时的呼吸困难，所以居室要有适当的空气流通。尘肺病人大多有低氧血症，由于夜间迷走神经兴奋，呼吸减慢，通气功能比白天下降，加重了低氧血症，对住院尘肺患者，医护人员应指导他们吸入低浓度氧入睡，这对保护心、肺、脑都是有好处的。另外，还可以组织尘肺患者做一些力所能及的运动，病情比较轻的患者可以练习太极拳；病情比较重的患者在医护人员的指导下学会腹式呼吸，这对改善呼吸困难非常有益处。

2. 预防感冒

由于尘肺病人免疫力低下，对细菌和病毒等外来微生物的抵抗力降低，每逢天气寒冷或急剧变化时，往往容易发生感冒或呼吸道感染，即使早期尘肺病人，也比一般健康人容易发生感冒。晚期尘肺患者，可能因洗头、换衣服而引起感冒。因此，对晚期尘肺患者，特别是高龄晚期尘肺患者，更应该呵护备至。尘肺患者合并感冒后，气短和咳嗽显著加重，痰量增多，咯出白色黏痰或黄色脓黏痰，体温也可升高。经常发生感冒和呼吸道感染对尘肺有不利影响，并可降低肺的通气功能。为了防止感冒和呼吸道感染的发生，尘肺患者平时起居应当注意保暖，一早一晚或气温下降时应适时添加衣物，尤其应注意颈部的保暖，因为颈部气管前的组织最薄弱，冷空气刺激会导致局部免疫功能降低，更容易引发感冒。同时，尘肺患者应适当锻炼身体和增加营养，以增强体质，避免与患有感冒的病人接触。另外，尘肺病人在感冒初期就应该积极服用治疗感冒的药物，如感冒清热冲剂、银黄颗粒等药物，以尽快治愈感冒。

3. 戒烟

众所周知，吸烟对健康的损害十分严重。每天吸烟25支以上者，患肺癌的可能性要比不吸烟的人高20倍。大量调查资料表明，吸烟同样能加重从事粉尘作业工人的健康危害。现在已经证明吸烟的煤矿工人患尘肺和肺气肿的概率明显超过不吸烟的煤矿工人；不吸烟的工人即使患了尘肺，对肺功能的影响也比吸烟的工人患尘肺时轻得多。吸烟和粉尘也有协同作用，有吸烟嗜好的工人，呼吸系统疾病的发病率要比不吸烟的工人高3～5倍。另外，据国外资料证明，吸烟的铀矿工人和接触石棉的工人患肺部肿瘤的可能性较同工种不吸烟的工人要高出几十倍。因此，说服尘肺患者改掉吸烟的不良习惯，对改善预后是十分重要的。

4. 尘肺肺部感染的预防保健

尘肺患者应养成早晚刷牙的习惯，尤其是睡前应仔细刷牙、清洁口腔。因为大量研究证实，夜间睡眠时，口腔的分泌物可以误吸到下呼吸道，口腔分泌物中的细菌可以成为肺部感染细菌的来源。同时，还要积极治疗上呼吸道慢性病灶，如龋齿、化脓性扁桃体炎、鼻窦炎、牙槽溢脓等。口腔和胸部、腹部手术前应注意保持口腔清洁，术中注意清除口腔和上呼吸道中的血块与分泌物，鼓励患者咳嗽，及时排出呼吸道异物，保持呼吸道引流通畅。昏迷患者更要注意口腔清洁，发生肺部感染时应及时使用抗生素治疗。

5. 尘肺结核的化学药物预防

尘肺易合并肺结核已成定论，尘肺合并肺结核后两者相互促进，使病变加重，导致结核病不易治愈，尘肺纤维化加速发展。随着尘肺患者工作、生活环境的改善，医疗条件的提高，我国的尘肺患者已经向高龄化发展，尘肺患者如果不合并肺结核，往往能够达到一般人群的平均寿命。但是，尘肺患者一旦合并结核，尘肺病变加重，肺功能急剧恶化，死亡年龄减小，死亡率增高。20世纪60年代以来，国内外对尘肺患者的化学药物预防是有效的，发展中国家虽尚难将药物预防作为结核控制的技术政策普遍推广，但不排除对特殊人群采取此办法。

（五）尘肺的康复

1. 呼吸锻炼

尘肺慢阻肺患者呼吸浅，若有膈肌疲劳可出现胸腹矛盾呼吸，这些呼吸模式异常可降低呼吸效率。腹式呼吸、缩唇呼吸和我国传统医学中的气功锻炼可以改善尘肺慢阻肺患者的呼吸模式，提高呼吸效率。

1）腹式呼吸

目的：协调膈肌和腹肌在呼吸运动中的活动，尽可能减少肋间肌和辅助呼吸肌的活动。尘肺慢阻肺患者由于膈肌下移、收缩效率降低，以及气道阻力增加和胸肺活动幅度降低，即使在安静时，呼吸常常以上胸廓活动为主，这种以胸廓活动为主的呼吸浅而快，肺的通气量下降。通过腹式呼吸锻炼，使膈肌和腹肌协调运动，呼气时腹肌收缩，膈肌舒张，膈肌随腹腔内压升高而上抬，增加呼气量；吸气时膈肌收缩下降，腹肌舒张，增加吸气量。尽量使肋间肌、辅助呼吸肌保持舒张休息状态，减少能量消耗。

锻炼方法：根据病情，锻炼时可取卧位、半卧位或坐位。初学时以半卧位较为容易。取卧位或半卧位时，两膝下可垫小枕，使腿半曲，从而使腹肌舒张。将左、右手分别按放在上腹部和前胸部，以便于检测胸腹呼吸运动情况。

全身肌肉放松经鼻吸气，从口呼气，呼吸要缓、细、匀。吸气时可见上腹部鼓起，呼气时内收。患者通过手感了解胸腹活动是否符合要求并注意纠正。锻炼初期医护人员应在场，先做示范指导，每日两次，每次 10 ~ 15 min。熟练后增加次数和时间，并取坐位或立位随时进行锻炼，力求养成腹式呼吸习惯。

2) 缩唇呼吸

目的：尘肺肺气肿患者，由于气道阻力增加，呼气时胸内压上升，小气道内压力低于胸内压，使管腔受挤压而变窄陷闭，引起肺泡气滞留和呼气量减少。缩唇呼气可增加呼气阻力，减小呼吸道内压力递减梯度，使等压点移向中央气道，小气道保持较大的腔内压，防止呼气时小气道陷闭，以利于肺泡气排出，促进肺泡换气，改善缺氧和二氧化碳潴留。

锻炼方法：呼气时缩唇程度由病人自行选择调整。缩唇口形太小，呼气阻力过大，呼气费力，呼气时间延长，呼出气量可能减少，患者也难以忍受；缩唇口形太大，则不能达到防止小气道陷闭的目的。缩唇大小和呼气量以能使距离口唇 15 ~ 20 cm 处蜡烛火焰随气流倾斜，不致熄灭为适度。缩唇呼吸可与腹式呼吸结合起来锻炼。

3) 全身性呼吸体操锻炼

在练习腹式呼吸的基础上，结合扩胸、弯腰、下蹲等体操动作，可起到进一步改善肺功能和增强体质的作用。

2. 气功

气功（如松静内养功）要求调身、调心和调息。调身要求全身放松；调心要求摒弃杂念，摆脱焦虑、抑郁的情绪；调息要求腹式呼吸，深、长、细、匀。气功对肺功能恢复和心理康复有一定作用。

3. 音乐疗法

舒缓的音乐可以通过对大脑边缘系统的影响，起到调节心境、稳定情绪、放松全身的作用。音乐与其他松弛疗法联合使用，可起到协同作用。当代美国沉思乐是最常用的松弛音乐。它使用 3 ~ 7 种音调，旋律一步步地发展，节拍与呼吸频率一致，温和、圆润、轻柔、飘逸，没有急速的节奏变化。

第三章
物理因素及其危害

第一节 噪声及其危害

一、概述

（一）噪声的定义

噪声是指不同频率和不同强度的声音无规律地组合在一起所形成的声音，是人们不希望出现的声音，是一种公害。它不但影响人们的正常生活和工作，还会使一些物理装置和设备产生疲劳和失效，以及干扰人们对其他声源信号的听觉和鉴别。

（二）生产性噪声的分类

1. 按来源分类

（1）机械性噪声：机械的撞击、摩擦、转动所产生的声音，如破碎、跳汰、打眼、凿岩等产生的声音。

（2）流体动力性噪声：气体压力或体积的突然变化或流体流动所产生的声音，如空气压缩或释放时发出的声音。

（3）电磁性噪声：交变电流所产生的声音，如变压器发出的声音。

2. 按存在状态分类

（1）连续声：噪声持续存在，根据声压的变化又分为稳态噪声和非稳态噪声。随着时间的变化，声压波动小于 5 dB(A) 的噪声称为稳态噪声；随着时间的变化，声压波动大于或等于 5 dB(A) 的噪声称为非稳态噪声。

（2）间断声：也称脉冲噪声，即声音持续时间小于 0.5 s，间隔时间大于 1 s，声压有效值变化大于 40 dB(A) 的噪声。

3. 按声波振动的频率分类

（1）低频噪声：主频率在 300 Hz 以下的机械，如压风泵、真空泵、离心脱水机等产生的噪声。

（2）中频噪声：主频率在 300~800 Hz 之间的机械，如精煤分级筛、循环泵等产生的噪声。

（3）高频噪声：主频率在 800 Hz 以上的机械，如电锯、电钻、风钻等产生的噪声。

生产过程中产生的噪声以中高频较为多见，但选煤厂的噪声以中低频为主（表3-1）。

表3-1 选煤厂噪声强度及频谱特征

噪 声 源	噪声强度/dB(A)	主要特征
119 破碎机	94.5	低中频
701 皮带机头	96.5	低中频
702 机尾溜槽	97.5	低中频
204 选碎机	95.8	低中频
202、203 分级筛	103	低中频
鼓风机	101	低中频
跳汰机	93	低中频
精煤分级机	98.4	中频
精煤脱水筛	95.7	低频
离心脱水机	95.6	低频
压风机	89.5	低频
真空泵	89	低频
循环泵	97	中频

资料来源：李斌. 煤炭行业职业危害分析与控制技术 [M]. 北京：冶金工业出版社，2005.

（三）作业环境噪声强度

噪声强度是判断噪声是否危害健康的主要参数。从调查结果来看，露天煤矿 35%~42.8% 的作业点噪声强度超过国家卫生标准 [85 dB(A)]，驱动站、装料时噪声强度最高，见表3-2 和表3-3。井工矿噪声危害也较重，噪声强度几乎均超过国家卫生标准。选煤厂噪声源较多、噪声强度较大，合格率低，见表3-4。

煤矿企业从业人员

表 3-2　霍林河露天煤矿部分作业点噪声强度　　　dB(A)

采 样 地 点	噪声强度	采 样 地 点	噪声强度
110 驱动站	103.0	剥离、坑下	83.0
成品仓库	95.0	装车仓	82.0
链条式推土车	95.0	运一、运二	82.0
驱动站	88.0	货场	80.0
翻斗运输车（美国产）	87.0	南坑	80.5
皮带旁	87.5	转载、缓冲仓	78.0
翻斗运输车（湘潭产）	86.0	电镐（WB-10B）	76.0
储煤厂	84.5	北坑作业场	75.5
排土场	84.5	破碎机（德国产）	70.0
破碎车间	84.5	公路、坑上	69.0

资料来源：范雪芳，等. 某现代化露天煤矿作业环境及人工健康状况调查 [J]. 工业卫生与职业病杂志，2005，31（5）：360-375.

表 3-3　平朔安太堡露天煤矿部分作业点噪声强　　　dB(A)

采 样 地 点	噪声强度	采 样 地 点	噪声强度
170 车装料	103.1	170 车平台	88.8
1661 钻机机房门口	99.9	1661 钻机平台	85.5
1735 电铲驾驶室	89.2	190 车平台	85.4
170 车驾驶室	79.8	WD-600 推土机驾驶室	80.4
190 车驾驶室	75.4	1742 电铲驾驶室	73.4
1661 钻机驾驶室	71.3		

资料来源：吴贞一，等. 某露天煤矿噪声污染现状的调查 [J]. 中华劳动卫生职业病杂志，2002，20（1）：49.

表 3-4　选煤厂的噪声来源及噪声强度　　　dB(A)

噪 声 源	噪声强度	噪 声 源	噪声强度
破碎	85~98	输送机机头	91~95
筛选/跳汰	90~110	离心机机头	92~102
水洗	100~110	跳汰机风阀	93~103
浮选	85~90	水循环真空泵	90~94
过滤	105~108	离心脱水机	92~93
泵房	60~80	大型电机	88~100
水泵	88~93	圆盘真空过滤机	85
电磁风阀	80~86	压风机	90~100

资料来源：李斌. 煤炭行业职业危害分析与控制技术 [M]. 北京：冶金工业出版社，2005.

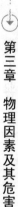

第三章　物理因素及其危害

彭仁和等根据《工业企业设计卫生标准》（GBZ 1—2010）对 4 个煤矿的井下噪声进行了测定，共测噪声作业点数 68 个，噪声超标作业点 38 个，超标率为 55.9%。测定结果表明，噪声性质基本上是稳态噪声，其中掘进作业点以高频噪声为主，其他作业点以中高频噪声为主，见表 3 - 5。

表 3 - 5　4 个煤矿井下作业点噪声测定结果　　　　　　　dB(A)

作业点	A 矿	B 矿	C 矿	D 矿
掘进	107 ~ 110	105 ~ 108	113 ~ 115	109 ~ 111
采煤	85 ~ 87	88 ~ 90	87 ~ 91	86 ~ 88
其他	81 ~ 86	79 ~ 87	83 ~ 88	83 ~ 88

资料来源：彭仁和，董吉良，王多多，等．煤矿井下作业人员噪声危害调查［J］．中国职业医学，
　　　　2005，32（5）：72 - 73.

二、噪声的主要危害

在强噪声作业环境下工作，会影响作业者之间的信息交流，使工作效率降低，且易发生工伤事故。长期暴露一定强度的噪声，可能对人体产生不良影响。早期人们注意到长期暴露于一定强度的噪声，可以对听觉系统产生损害。经过长期研究，发现噪声对人体的影响是全身性的。

（一）听觉系统

听觉系统是感受声音的系统。外界声波传入听觉系统有两个途径：一是通过空气传导，声波经外耳进入耳内，使鼓膜振动，然后通过中耳的听骨链传至内耳前庭窗再至前庭阶，引起耳蜗管中的淋巴液震荡，内淋巴受影响而震荡，从而使基底膜上的听毛细胞感受振动，将声波的振动转变成神经纤维的兴奋，经第八对脑神经传达到中枢，产生音响感觉；二是骨传导，即声波经颅骨传入耳蜗，通过耳蜗骨壁的振动传入内耳。

噪声对听觉系统的损害，一般经历从生理变化到病理改变的过程，即先出现暂时性听力下降，经过一段时间逐渐成为永久性听力下降。根据损伤程度，永久性听力下降又分为听力损伤和噪声性耳聋。噪声对听觉系统的损害属于噪声的特异作用。

1. 暂时性听力下降

暂时性听力下降是指人接触噪声后引起听力变化，脱离噪声环境后经过一

段时间听力可以恢复到原来水平。包括听觉适应和听觉疲劳两种情况。

1）听觉适应

短时间停留在强烈噪声环境中，听觉器官敏感性下降，脱离噪声接触后对外界的声音有"小"或"远"的感觉，离开噪声环境 1 min 内可以恢复，这种现象称为听觉适应。听觉适应是一种生理保护现象。

2）听觉疲劳

较长时间停留在强烈噪声环境中，引起听力明显下降，离开噪声环境需要数小时甚至数十小时听力才能恢复，称为听觉疲劳。在实际工作中常以 16 h 为限，即在脱离噪声接触后到第二天上班前的间隔时间，如果在这样一段时间内听力不能恢复，工作中又需要继续接触噪声，听力改变就很难恢复。

2. 永久性听力下降

随着接触噪声时间延长，如果前一次接触噪声引起的听力改变未完全恢复又需要再次接触噪声，可使听觉疲劳逐渐加重，听力不能完全恢复，变为永久性听力下降。

除了噪声以外，其他因素（如外力、药物等）也可以引起鼓膜、听神经或听觉器官的毛细胞等发生器质性变化，导致听力不能恢复到正常水平。

（二）非听觉系统

1. 对心血管系统的影响

在噪声作用下，心率可表现为加快或减慢，心电图出现缺血性改变。血压早期表现为不稳定，长期接触较强的噪声可以引起血压持续性升高。

2. 对内分泌及免疫系统的影响

在中等强度噪声［70～80 dB（A）］作用下，肾上腺皮质功能增强；在高强度［100 dB（A）］噪声作用下，肾上腺皮质功能减弱。接触较强噪声的工人可出现免疫功能下降，接触时间越长，变化越显著。

3. 对消化系统及代谢功能的影响

受噪声影响，可出现胃肠功能紊乱、食欲不振、胃液分泌减少、胃的张紧度下降、胃蠕动减慢等变化。有研究认为，噪声会引起人体脂代谢障碍、血胆固醇升高。

4. 对生殖机能及胚胎发育的影响

接触强噪声的女性会产生月经不调，表现为月经周期异常、经期延长、血量增多及痛经等，特别是在接触 100 dB（A）以上强噪声的女工中，妊娠高血压综合征发病率有所增高。

5. 对工作效率的影响

噪声对日常谈话、工作中的信息交流等都会带来影响。噪声达到65 dB（A）以上时，即可干扰普通谈话；如果噪声达到 90 dB（A），大声叫喊也不易听清。在噪声干扰下，人们感到烦躁、注意力不能集中，反应迟钝，不仅影响工作效率，而且降低工作质量。在车间或矿井作业场所，由于噪声的影响掩盖了异常的声音信号，容易发生各种事故，引起人员伤亡及财产损失。

三、噪声的控制

（一）煤矿噪声的控制原则

1. 消除、控制噪声源

消除、控制噪声源是噪声危害控制最积极、最彻底、最有效的根本措施。通过改进机械设备的结构原理、改变加工工艺方法，提高机器的精密度，减少摩擦和撞击，提高装配质量以实现对声源的控制，使强噪声变为弱噪声。

2. 控制噪声的传播

在噪声传播过程中，采用吸声、隔声、消声、减振的材料和装置阻断和屏蔽噪声的传播，或使声波传播的能量随距离而衰减。

3. 个体防护

生产现场的噪声如果因为各种原因强度不能得到有效控制，工人需在高噪声条件下工作时，佩戴个体防护用品是保护听觉器官的有效措施，其隔声效果可高达 30 ~ 40 dB（A）。同材料防护用品对不同频率噪声的衰减作用不同，因此应根据噪声的不同频率特性，选择适宜的防护用具。在佩戴防噪声耳具的同时，实行轮流工作制，尽可能减少工人在噪声环境中的工作时间也是防止噪声危害的重要措施之一。

（二）煤炭生产主要环节的噪声控制方法

1. 通风系统噪声的控制

1）电机噪声控制

（1）安装全封闭固定隔声罩。隔声罩采用钢板与吸声材料复合结构，罩壁设置进、出风消声器及观察窗，用低噪声风机强制通风散热。该方案的特点是隔声效果好，不影响电机正常运行，但占用固定场地，不便于电机检修，投资过高。

（2）安装局部固定隔声罩。电机轴向靠墙一端敞开，敞开一侧对应墙面上作局部吸声处理，吸收部分混响声。该方案的特点是不影响风机运行，利于电机通风散热，便于检修，但降噪效果稍差，投资较高。

（3）安装固定式隔声屏。在距离电机较近的一侧墙面上铺设足够大面积的吸声材料，其余三侧建一适当高度的 U 形隔声屏，隔声屏做成"遮檐式"。该方案的特点是不影响风机运行，利于电机通风散热，便于检修，工程投资低，但占用固定场地，隔声效果较差。

（4）安装组合式隔声屏。在电机上方设吸声吊顶，与风机相连一侧安装固定隔声屏，其余三侧设置活动式隔声屏，隔声屏下面安装万向轮。该方案的特点是使用灵活，不占用固定场地，拼装单元组装方便，不影响电机运行，投资一般，但降噪效果稍差。

（5）对电机房进行隔声处理。对于室内混响不强的机房，安装空间吸声体，对门窗做简单隔声处理；对于室内混响较强的机房，安装空间吸声体，加装隔声门、隔声窗。该方案的特点是隔声效果明显，能彻底消除机房噪声对环境的影响，但施工难度大，工程投资过高。

2）风机噪声控制

（1）风机及扩散筒安装软质可折叠式隔声罩。将吸声材料制成被状，朝向声源侧采用粗麻布，背向声源侧采用防雨帆布或人造皮革，中间填充吸声材料，覆盖于机壳和扩散筒表面。该方案的特点是省工省料，能满足降噪要求，但不便于检修，使用寿命短。

（2）风机房与扩散筒分别设置隔声间。机房安装隔声门窗，扩散筒周围砌筑砖墙，顶部采用活动式钢筋预制板覆盖，并作密封处理，构成封闭式隔声间。该方案的特点是降噪效果显著，检修方便，施工简单，但土建工程量大，投资过高。

（3）对风机房作隔声处理。安装隔声门窗，扩散筒安装钢板与吸声材料复合结构的隔声罩。该方案的特点是降噪效果好，检修方便，但投资过高。

（4）风机房设置空间吸声体。扩散筒两侧设置砖混结构隔声屏。该方案的特点是施工简单，投资省，但降噪效果差。

3）风道空气动力性噪声控制

（1）保留原有风道，拆除两扩散器之间的隔墙，改为共用扩散器，增加扩散器高度，在扩散器加高段内安装消声构件。该方案的特点是不影响正常通风，在消声片消声的基础上提升了噪声扩散高度，消声效果好，能满足降噪要求，但需要对基础进行加固，土建工程量较大，增加了施工难度，工程投资高。

（2）拆除两扩散器之间原有的隔墙及前端的侧墙，封住原有的向上的气流出口，形成共用风道，并将其延长，新建扩散器设计成流线型，在延长段内部设置吸声构件。该方案的特点是能满足大消声量的要求，通风阻力小，施工简单，但厂区内需要有足够的空地供使用，土建工程量大，工程投资高。

（3）保留原有风道和扩散器，适当增加扩散器高度，在风道和扩散器内部分别设置吸声构件。该方案的特点是消声片安装的长度合理，结构布局合理，消声效果好，但需要在风道内施工，同时需要拆除两风道之间及两扩散器的原有隔墙，施工难度较大，气流通道截面积偏小，流速偏高，会增加通风阻力，产生气流再生噪声。

（4）将两风道独立延长，并扩大风道截面，新建两个独立的流线型扩散器，在扩大的风道内部安装消声结构。该方案的特点是全频带降噪效果明显，风速适当，不会显著增加通风阻力，对风机运行性能影响小，但土建工程量过大，工程投资过高。

（5）拆除原有扩散器之间的隔墙及周边侧墙，在原扩散器位置用吸声砖砌筑向周边放射状的扇形消声通道，在扇形通道周围砌筑一定高度的弧形围护结构，内部铺设吸声材料。该方案的特点是通风阻力小，施工简单，工程投资低，但降噪效果差。

2. 巷道掘进噪声的控制

巷道掘进大都采用气动凿岩机，其噪声强度高达 120 dB（A）以上，即使采用有效的排气消声器和机身本身隔声罩，工人仍需要佩戴听觉保护装置。巷道掘进噪声的控制措施包括以下几个方面。

1）降低气动凿岩机本身的噪声

（1）改进消声罩。气动凿岩机产生的噪声为气体动力性噪声和机械噪声的复合噪声，具有非稳态脉冲噪声的特性，因此应将阻性消声器改为干涉性消声器。

（2）大力推进液压凿岩机或凿岩台车，可有效降低声源发出的噪声。

2）控制噪声传播

掘进工作面端头气动掘进机产生的噪声不仅直接传入人耳，而且通过岩壁的反射在空气中传播，在部分区域产生叠加效应，加之空气中含有大量岩尘，可增加空气相对密度，提高噪声的传播能力，因此应采取相应的技术来控制噪声传播：

（1）采用湿式打眼，降低空气中的岩尘。

（2）在打眼前向工作面端头 3～5 m 内的围岩上喷射吸声材料来吸收声能。

3. 采煤工作面噪声的控制

采煤工作面的主要噪声源是刮板输送机和采煤机，刮板输送机的噪声主要来源于传动齿轮箱，在输送机中部，噪声起源于中部槽接头处与刮板的碰撞。通常刮板输送机运煤时，碰撞大为缓解，空载时噪声随运行部件质量和速度的增加及中部槽结合的不正和不平的增加而增加。要想减弱噪声，刮板输送机应尽量避免空载运行，在保持一定运输能力的情况下，应选用最轻的链条和刮板，尤其应选用双边链条。链速应与适当的给煤量保持最低程度的稳定性。

采煤机噪声是采矿机械防噪声最难以解决的问题之一。实验研究表明，噪声强度随截齿速度和截深的增加而增加，而且与功率有关。长壁工作面的大型面冲击刃型截齿的噪声强度最小，在宽齿距、大截齿和滚筒转速慢的条件下，有助于采煤和降低噪声。

1）控制噪声源

减少机械设备本身的振动是控制噪声源的根本措施，如选择低噪声的设备，在设计上要通过减小激发力、隔离或阻尼机械振动或改变零件的固有频率以避免产生共振，通过优化传动方式减少机械间的摩擦以控制噪声；在制造上要不断提高设备的加工精度和安装工艺水平控制噪声。加强维修保养，加强零部件保养，及时更换受损的零件，不让零部件松动以减少噪声。

2）控制噪声传播

控制噪声源可有效降低噪声污染，在设备上安装隔声罩隔噪；在机器下面垫以减振的弹性材料以减振；将某些胶状材料刷到机器的表面上，增加材料的内摩擦，消耗机器表面的能量以减振。

4. 选煤厂噪声的控制

1）振动筛噪声的控制措施

振动筛振动是选煤厂主要的噪声源，所产生的噪声主要包括齿轮啮冲击噪声及筛箱板对齿轮啮冲击的振动响应引发的辐射噪声；筛子各结构及钢板的振动噪声；物料与物料的碰撞噪声及物料对筛板的冲击噪声。控制措施如下：

（1）将冲孔钢筛板换成聚氨酯筛板或橡胶筛板。这两种筛板的弹性模量小，冲击噪声低。

（2）在筛箱侧板、给料口、排料口、接料底盘内贴橡胶板。

（3）用柔性辐板齿轮代替钢齿轮，通过齿轮辐板上的橡胶弹性体传递扭矩，吸收齿轮啮入、啮出造成的振动噪声。

（4）用橡胶弹簧代替钢制弹簧。

（5）激振器体外加软式隔声罩。

（6）在筛机上方设悬吊吸声体，有效吸收振动筛的直达噪声，降低混响效果。

（7）加强筛机的维护工作，防止因个别部件松动而产生额外振动，尤其要定期更换筛板。

2）跳汰机噪声的控制措施

跳汰机噪声主要是风阀排气产生的噪声。控制措施如下：

（1）用数控风阀代替普通风阀。

（2）将排气端盖改为隔声端盖，同时进行扩散消声。

（3）在风阀排气口安装立式消声器，并将所有消声器的出口汇总到同一条消声排气管道。

3）鼓风机噪声的控制措施

鼓风机的噪声主要有气流噪声、电动机噪声和基础振动辐射的固体声，其中以气流噪声强度最高。控制措施如下：

（1）在进、排气口安装消声器，将进气口的噪声能量转化为热能而消耗掉。

（2）用隔声罩对鼓风机机壳、电机进行隔声设计。

4）中部槽噪声的控制措施

中部槽噪声主要是物料落入中部槽时产生的冲击噪声、物料沿中部槽下滑时产生的碰撞噪声和摩擦噪声。控制措施如下：

（1）在中部槽内壁贴上橡胶衬板。

（2）在中部槽外壁表面涂敷阻尼涂料以减少钢板的振动。

（3）用硬质塑料中部槽代替钢制中部槽。

（4）在中部槽垂直段下部设置煤堆缓冲结构。

煤矿企业从业人员

5）真空泵噪声的控制措施

真空泵噪声主要包括泵体因泵壳内水环及转子冲击产生的振动噪声；真空泵排气口及消声罐受气体冲击产生的空气振动噪声；轴承及转子摩擦引起的机械性噪声和电机噪声。控制措施如下：

（1）在真空泵两端轴承处、真空泵电机和汽水分离处加隔声罩，隔声罩内装吸声材料。

（2）在排气口与汽水分离器支架处加消声器用于衰减排气噪声。

5. 露天煤矿噪声的控制

露天煤矿噪声主要来源于各种机械，因此及时对机械设备进行维护、检修，避免机械部件松动是减少噪声源的主要措施。另外，驾驶室的密闭、隔声也是避免驾驶员接触噪声的重要措施。

四、噪声聋的诊断、治疗与康复

（一）噪声聋的诊断

1. 诊断原则

根据连续 3 年以上职业性噪声作业史，出现渐近性听力下降、耳鸣等症状，纯音测听为感音神经性聋，结合职业健康监护资料和现场职业卫生学调查，进行综合分析，排除其他原因所致听觉损害，方可诊断。

2. 诊断分级

符合双耳高频（3000 Hz、4000 Hz、6000 Hz）平均听阈大于或等于 40 dB 者，根据较好耳语频（500 Hz、1000 Hz、2000 Hz）和高频 4000 Hz 听阈加权值进行诊断和诊断分级：

轻度噪声聋：26 dB ~ 40 dB；

中度噪声聋：41 dB ~ 55 dB；

重度噪声聋：≥56 dB。

3. 处理原则

（1）噪声聋患者均应调离噪声工作场所。

（2）对噪声敏感者（上岗前职业健康体检纯音听力检查各频率听力损失均≤25 dB，但噪声作业 1 年之内，高频段 3000 Hz、4000 Hz、6000 Hz 中任一耳、任一频率听阈≥65 dB）应调离噪声作业场所。

（3）对话障碍者可戴助听器。

（4）如需劳动能力鉴定，按《劳动能力鉴定　职工工伤与职业病致残等级》（GB/T 16180—2014）处理。

4. 噪声聋的伤残等级

四级：双耳听力损失≥91 dB；

五级：双耳听力损失≥81 dB；

六级：双耳听力损失≥71 dB；

七级：双耳听力损失≥56 dB；

八级：双耳听力损失≥41 dB 或一耳≥91 dB；

九级：双耳听力损失≥31 dB 或一耳≥71 dB；

十级：双耳听力损失≥26 dB 或一耳≥56 dB。

5. 爆震性耳聋

在某些特殊条件下，如进行爆破，由于防护不当或缺乏必要的防护设备，可因强烈爆炸所产生的冲击波造成急性听觉系统的外伤，引起听力丧失，称为爆震性耳聋。这种情况根据损伤程度不同可出现鼓膜破裂、听骨破坏、内耳组织出血等，还可伴有脑震荡。患者主诉为耳鸣、耳痛、恶心、呕吐、眩晕，听力检查严重障碍或完全丧失。经过治疗轻者听力可以部分或大部分恢复，严重的患者可致永久性耳聋。

（二）治疗与康复

1. 治疗原则

（1）观察对象、听力损伤及噪声聋者，应加强听力防护，有其他症状者可对症治疗。

（2）听力损伤者听力下降 56 dB（A）以上，应戴助听器。

2. 处理原则

（1）对观察对象和轻度听力损伤者，应加强防护，一般不需要调离噪声作业环境；对中度听力损伤者，可考虑安排对听力要求不高的工作；对中度听力损失及噪声聋者应调离噪声作业环境。

（2）对噪声敏感者（即在噪声环境下工作一年内，听力损失观察对象达Ⅲ级及以上者）应考虑调离噪声作业环境。

3. 卫生保健

（1）合理使用防护用品。佩戴防噪耳塞，耳塞的隔声效果可达 30～40 dB（A）。

（2）就业前体检及定期体检。如有听觉器官疾病、中枢神经系统疾病、心血管疾病者不宜从事噪声作业。

（3）经常监测作业环境噪声强度，采取有效的控制措施。

第二节 高温及其危害

一、概述

1. 高温环境

根据环境温度及其与人体热平衡之间的关系，通常把 35 ℃以上的生活环境和 32 ℃以上的生产劳动环境称为高温环境。而在湿度较高（相对湿度在 80% 以上）的工作场所，温度在 30 ℃以上即被视为高温环境。

高温环境通常由自然热源（如阳光）和人工热源（如生产性热源）引起。生产性热源主要来自各种燃料的燃烧（如煤炭、石油、天然气、煤气等），有一部分来自机械的转动摩擦（如电动机、机床、电锯等），使机械能变成热能，还有一部分则来自自然的化学反应。所有这些工业环境问题又可因夏季的自然高温而加剧。

2. 高温作业

在高温或同时存在高湿或强热辐射的不良气象条件下进行的生产劳动统称为高温作业，即在热环境下从事的作业。我国目前卫生标准中关于高温作业的规定如下：

（1）工作场所有生产性热源：散热量大于 23 W/(m^3·h) 的车间或 84 kJ/(m^3·h) 的车间。

（2）气温比本地区夏季室外通风设计计算温度高 2 ℃的作业。

（3）工作地点热辐射强度超过 12.56 J/(cm^2·min)。

（4）工作地点气温超过 30 ℃，相对湿度在 80% 以上。

二、高温作业的类型

1. 高温、强热辐射作业

高温、强热辐射作业即在作业环境中存在高气温、强热辐射，而湿度较低。多数高温作业均属于此类型。例如，冶金工业的炼焦、炼铁、轧钢等车间；机械制造工业的铸造、锻造、热处理等车间；陶瓷、玻璃、搪瓷、砖瓦等工业的窑炉车间；火力发电厂和轮船的锅炉间等。

在这类作业环境中，同时存在两种不同性质的热源，即对流热（被加热了的空气）和热辐射（热源及二次热源）。对流热作用于体表，通过血液循环使全身加热。辐射热除作用于体表外，还作用于深部组织，加热作用更快更强。人在此环境下劳动，大量出汗，且易于蒸发散热。如通风不良，则汗液难以蒸发，就可能因蒸发散热困难而发生蓄热和过热。

2. 高温、高湿作业

高温、高湿作业即在作业环境中气温、气湿很高，而热辐射不强烈。主要是由于生产过程中产生大量水蒸气或生产上要求车间内保持较高的相对湿度所致。例如，潮湿的煤矿深井内，由于煤层产热、空气压缩产热及水分蒸发，加之通风不良，因此属于高温、高湿作业。另外，印染、造纸等工业中液体加热或蒸煮时，车间气温达 35 ℃以上，相对湿度达 90% 以上，也属于高温、高湿作业。

3. 夏季露天作业

夏季露天煤矿采煤、建筑、搬运、农田劳动等露天作业中，除受太阳热辐射的作用外，还受被加热的地面和周围物体放出的热辐射的作用。露天作业中的热辐射强度虽较高温车间低，但其作用的持续时间较长，加之中午前后气温升高，形成了高温、热辐射的作业环境。

三、高温作业的主要危害

高温作业时，人体可出现一系列生理功能改变，主要为体温调节、水盐代谢、循环系统、消化系统、神经系统、泌尿系统等方面的适应性变化，这些生理性变化若超过一定限度，即可产生不良影响。

1. 体温调节障碍

人体的体温调节主要受气象条件和劳动强度的共同影响。在高温环境中，人体为维持正常体温，通过以下两种方式增强散热作用。

（1）在高温环境中，体表血管反射性扩张，血液由内部大量流向体表，皮肤血流量增加，皮肤温度增高，通过辐射和对流使皮肤的散热增加。

（2）汗腺增加汗液分泌，通过汗液蒸发使人体散热增加。

人体散热虽有辐射、传导、对流及蒸发等各种形式，但在矿井中人体以出汗蒸发散热为主。在环境温度明显低于皮肤温度时，皮肤通过辐射和对流散热效果明显，但在高温环境中环境温度往往接近或超过皮肤温度，这时皮肤辐射和对流散热就很困难或不可能。在这种情况下，人体只能通过汗液蒸发来散热。如果环境的相对湿度较大，则散热困难，甚至停止蒸发散热，导致体内热蓄积，使体温调节发生障碍，容易出现疲劳、头晕、目眩、心悸、恶心、注意力不集中，诱发事故发生。

2. 水盐代谢紊乱

在常温下，正常人每天的进水量为 2 ~ 2.5 L。在炎热的季节，正常人每天的出汗量为 1 L，在闷热、潮湿的井下从事繁重的体力劳动 8 h 出汗量达 8 ~ 10 L。由于汗液的主要成分为水，同时含有一定量的无机盐和维生素，所以大量出汗会对人体的水盐代谢会产生显著影响，同时对微量元素和维生素代谢也会产生一定的影响。当水分丧失达体重的 5% ~ 8%，而未能及时得到补充时，就可出现无力、口渴、尿少、脉搏增快、体温升高、水盐平衡失调等症状，使工作效率降低。

3. 循环系统负荷增加

在高温条件下，由于大量出汗，血液浓缩，同时高温使血管扩张，末梢血液循环增加，加上劳动的需要，肌肉的血流量也增加。这些因素都可使心跳加快，血压升高，而每搏输出量减少，增加心脏负担。

4. 消化系统疾病增多

在高温条件下劳动时，体内血液重新分配，皮肤血管扩张，腹腔血管收缩，引起消化道贫血，出现消化液（唾液、胃液、胰液、肠液等）分泌减少，使胃肠消化过程所必需的游离盐酸、蛋白酶、脂酶、淀粉酶、胆汁酸的分泌量减少，胃肠消化功能相应减退。同时，大量排汗及氯化物的损失，使血液中形成胃酸所必需的氯离子储备减少，也会导致胃酸浓度降低，这样就会出现食欲减退、消化不良及其他胃肠疾病。由于高温环境中胃的排空加速，使胃中的食物在消化过程尚未充分进行的情况下就过早地进入十二指肠，从而使食物不能得到充分的消化。

5. 神经系统兴奋性降低

高温环境的热作用可降低人体中枢神经系统的兴奋性，使机体体温调节功能减弱，热平衡遭到破坏，而促发中暑。高温刺激和作业所致的疲劳均可使大脑皮层机能降低和适应能力减退。随着高温作业所致的体温逐渐升高，可导致神经反射潜伏期逐渐延长，运动神经兴奋性明显降低，中枢神经系统抑制占优势。此时，劳动者出现注意力不集中，动作的准确性与协调性差，反应迟钝，作业能力明显下降，易发生工伤事故。人体受热时，首先会感到不舒适，然后才会发生体温逐渐升高，并产生困倦感、厌烦情绪、不想动、无力与嗜睡等症状，进而使作业能力下降、错误率增加。当体温升至38℃以上时，对神经和心理活动的影响更加明显，如及时采取降温措施，使体温下降至37℃、主观感觉舒适，则错误率也会随之减少；反之，将产生不良后果。

6. 肾脏负担加重

高温条件下，人体的水分主要从汗腺排出，肾脏血流量和肾小球滤过率下降，经肾脏排出的水盐量会加重肾脏负担。

四、高温的控制

长期高温作业对井下工人的工作效率、安全和健康有着极大的影响，因此必须采取相应的措施，以保证井下有适宜的作业环境，预防并控制与高温作业相关的疾病发生。

（一）技术措施

1. 合理设计工艺流程

合理设计工艺流程，改进生产设备和操作方法，尽量实现机械化，降低劳动强度。

2. 通风降温

可采取减少风阻，防止漏风，加大通风机能力，采用合理分风与辅助风路法，利用地温预冷井下入风风流，加强通风管理等措施。增大风量可以降低空气的温度，是一种有效的降温措施。高温工作面的风量最低限应为 800 ~ 1000 m³/min。

3. 采用合理的开拓方式降温

开拓方式不同，入风线路长度不同，则风流到达工作面的风温也不同。一般情况下，采用分区开拓方式可以缩短入风线路长度，从而降低风流到达工作面时的温升。

4. 采用充填采矿法降温

充填采矿法可以减少采空区岩石散热的影响，使采空区漏风量大大降低，而且充填物还可大量吸热，起到冷却井下空气的作用，有利于采场降温。

煤矿企业从业人员

5. 减少热源法降温

（1）采用隔热物质喷涂岩层，防止围岩传热，以及提高风速等方法控制岩层热。

（2）大型机电硐室采用独立风流，将设备散热直接排至总回风流中，降低工作面风流的初始温度。

6. 移动式制冷机组降温

局部热害严重的工作面可采用移动式制冷机组进行局部降温。

7. 空调降温

矿井空调降温是空调应用技术发展的一个新领域，当采用上述几种非空调降温措施仍无法达到所要求的作业环境标准温度时，应考虑使用空调制冷降温技术。它是目前国内外普遍采用的降温措施。其技术关键是制冷、输冷、传冷与排热，以及降温系统及其控制。

8. 露天煤矿高温危害的控制技术措施

尽量实现机械化，控制高温、热辐射的产生和影响；调整作业时间，避开日照最强烈时作业；合理布置和疏散热源。

（二）保健措施

1. 营养保健

1）合理供应饮料

高温作业工人排汗量明显增加，且增加量与劳动强度成正比，排出的汗中含有大量盐分，大量排汗使机体内盐分丢失，因此高温作业工人在排汗量较大的情况下，及时补充适量的水分和盐分对维持身体健康十分必要。

及时补充与出汗量相等的水分和盐分，最好的办法是供给含盐饮料。一般每人每天应补水 3 ~ 5 L、盐 20 g 左右。在 8 h 工作日内出汗量少于 4 L 时，每天从食物中摄取 15 ~ 18 g 盐即可，不一定从饮料中补充。若出汗量超过 4 L，除从食物中摄取盐外，还需从饮料中适量补充盐分。饮料的含盐量以 0.15% ~ 0.2% 为宜，饮水方式以少量多次为宜。含盐饮料可选用盐开水、盐汽水及盐茶，不含盐饮料可选用白开水、茶水、柠檬酸水，或用酸梅糖浆、陈皮糖浆、山楂糖浆等配成饮料。饮料的配制、冷却、运输及供应均必须加强卫生管理、防止污染，饮料温度以 10 ℃ 左右为宜。

2）加强营养

在高温环境下劳动时，能量和蛋白质消耗增加，维生素 B_1、B_2、C 和 A

的需要量增加，所以应进食高热量、高蛋白、高维生素的膳食，热能的供给应在中国营养学会 2000 年修订的膳食营养推荐摄入量的基础上，按环境温度每增加 1 ℃增加热量 0.5% 的标准供给。蛋白质以增加到总热量的 14.5% ~ 15% 为宜。多吃新鲜蔬菜和瓜果，注意补充维生素 B_1、B_2、C 等水溶性维生素和钾、钙、镁等矿物质。

2. 加强个人防护

高温作业工人的工作服应宽大、轻便且不妨碍操作，宜采用质地结实、耐热、导热系数小、透气性能好并能反射热辐射的织物。要根据不同作业的需要，配备工作帽、防护眼镜、面罩、手套、鞋帽、护腿等个体防护用品。对露天煤矿作业者应配备宽边草帽、遮阳帽或通风冷却帽等以防日晒。

3. 加强医疗防护工作

对高温作业工人应进行上岗前和入暑前体检，有心血管疾病、持久性高血压、溃疡病、活动性肺结核、肺气肿、肝病、肾疾病、明显的内分泌疾病（甲状腺功能亢进）、过敏性皮肤瘢痕患者不宜从事高温作业。

（三）组织实施

我国防暑降温已有较成熟的经验，关键在于加强领导，改善管理，严格遵照国家有关高温作业卫生标准、《高温作业分级》、《防暑降温措施管理办法》搞好防暑降温工作。根据地区气候特点，适当调整夏季高温作业劳动和休息制度。休息室应尽可能设置在远离热源处，必须有足够的降温设施和饮料。大型厂矿可专门设立具有空气调节系统的工人休息公寓，保证高温作业工人在夏季有充分的睡眠和休息，这对预防中暑有重要意义。

五、中暑

中暑是在高温环境下，机体散热机制发生障碍而引起的一系列疾病。它是热带、亚热带，甚至温带地区夏季的常见病，它的发生与否主要取决于高温气象、抗高温设施及人体的热耐受能力。尽管随着社会科学技术的高速发展物质条件得到了极大改善，但人类还面临着"温室效应"和"热岛效应"所导致的异常高温气候，以及高温期间习惯于在恒温环境中生活、工作人群的热耐受能力下降等问题，每年世界范围内总有许多地区遭受不同程度的热浪袭击，导致大量人群发生中暑。

职业性中暑是在高温作业环境下，由于热平衡和（或）水盐代谢紊乱而引起的以中枢神经和（或）心血管障碍为主要表现的急性热致疾病。它是我国法定职业病之一。

我国属高温矿井较多的国家之一，煤矿工人工作环境特殊，长期在湿热的矿井下进行强体力劳动，由于生理饱和差很小，在井下风速不大时，汗液蒸发很慢，散热能力变低，易导致体内热蓄积或水、电解质平衡失调，从而诱发中暑。

（一）病因和发病机制

1. 病因

正常人体温恒定在37 ℃左右，是通过下丘脑体温调节中枢的作用，使产热与散热取得平衡的结果。当周围环境温度超过皮肤温度时，散热主要靠出汗及皮肤和肺泡表面的蒸发。人体还可由循环血流将深部组织的热量带至皮下组织，通过扩张的皮肤血管散热，因此经过皮肤血管的血流越多，散热就越多。如果产热大于散热或散热受阻，体内有过量热蓄积，即产生高热中暑。

职业中暑是在高温、高湿或高强辐射气象条件下发生的，以体温调节障碍为主的急性疾病。故环境温度过高、湿度大、风速小、劳动强度大、劳动时间过长是中暑的主要原因。

2. 诱发因素

过度疲劳、未热适应、睡眠不足、年老、体弱、肥胖都易诱发中暑。与中暑有关的分析表明，酒精中毒，使用某些药物（如镇静剂、利尿剂等）、慢性疾病（如糖尿病、精神病、肥胖症、心脏病、阻塞性肺部疾病等）与中暑的发病有关。

3. 发病机制

中暑的发病机制有3种：热射病（含日射病）、热痉挛和热衰竭。这种分类是相对的，临床上往往难以区分，常以单一类型出现，亦可多种类型并存，我国职业病名单中统称为中暑。

1）热射病

热射病是中暑中最严重的一种，主要是由于人体在热环境下散热途径受阻，体温调节机制失调所致，即机体产热超过散热，致使体内蓄热所致。其特点是在高温环境下突然发病，体温可高达40 ℃以上，开始时大量出汗，以后出现"无汗"，并伴有干热和意识障碍、嗜睡、昏迷等中枢神经系统症状。该种类型的中暑即使治疗及时，死亡率仍高达20%。

2）热痉挛

热痉挛是由于大量出汗，体内钾、钠过量丢失，水和电解质平衡失调所致。表现为明显的肌肉痉挛，伴有收缩痛。痉挛以四肢肌肉及腹肌等经常活动的肌肉较为多见，尤以腓肠肌为最；痉挛常呈对称性，时而发作，时而缓解。患者意识清醒，体温大多正常。

3）热衰竭

热衰竭也称为热晕厥或热虚脱，是由于高热引起机体血管舒缩调节发生障碍，使外周血管扩张和大量失水造成循环血量减少，引起大脑供血不足而致晕厥。起病迅速，主要表现有头晕、头痛、心悸、出汗、恶心、呕吐、皮肤湿冷、面色苍白、血压短暂下降，继而晕厥，体温不高或稍高。通常休息片刻即可清醒，一般不引起循环衰竭。

（二）临床表现

中暑性疾病的主要临床表现为高热。由于体温调节机制失调，还会引起神经系统的一系列症状。当大量出汗，体内盐分丢失没能及时补充时，则引起电解质平衡紊乱，表现为肌肉痉挛，消化系统症状或肾脏损害；当过分高热时，还可引起外周血管扩张，颅内供血不足，表现为心血管功能障碍或突然昏厥、衰竭。

（三）中暑的诊断原则

根据高温作业人员的职业史（主要指工作时的气象条件）及体温升高、肌肉痉挛或晕厥等主要临床表现，排除其他类似的疾病，可诊断为职业性中暑。

（四）诊断及分级标准

1. 轻症中暑

轻症中暑除中暑先兆的症状加重外，出现面色潮红、大量出汗、脉搏快速等表现，体温升高至38.5℃以上。

2. 重症中暑

重症中暑可分为热射病、热痉挛和热衰竭三种类型，也可出现混合型。

1）热射病

热射病（包括日射病）亦称中暑性高热，其特点是在高温环境中突然发病，体温高达40℃以上，疾病早期大量出汗，继之"无汗"，可伴有皮肤干热及不同程度的意识障碍等。

煤矿企业从业人员

2）热痉挛

热痉挛主要表现为明显的肌肉痉挛，伴有收缩痛。好发于活动较多的四肢肌肉及腹肌等，尤以腓肠肌为最。常呈对称性，时而发作，时而缓解。患者意识清醒，体温一般正常。

3）热衰竭

起病迅速，主要临床表现为头昏、头痛、多汗、口渴、恶心、呕吐，继而皮肤湿冷、血压下降、心律失常、轻度脱水，体温稍高或正常。

（五）中暑的治疗

从事高温作业，出现中暑症状时应积极救治。

1. 先兆中暑

应暂时脱离高温现场，并密切观察。

2. 轻症中暑

迅速脱离高温现场，到通风阴凉处休息；给予含盐清凉饮料并对症处理。

3. 重症中暑

迅速予以物理降温和（或）药物降温；纠正水与电解质紊乱；对症治疗。

（1）热射病的治疗。迅速采取降低体温、维持循环呼吸功能的措施，纠正水、电解质平衡紊乱，必要时给予葡萄糖生理盐水静脉滴注。

（2）热痉挛的治疗。及时口服含盐清凉饮料，必要时给予葡萄糖生理盐水静脉滴注。

（3）热衰竭的治疗。使患者平卧，移至阴凉通风处，口服含盐清凉饮料，对症处理。静脉给予盐水可促进恢复，但通常无必要，升压药不必应用，尤其对心血管患者慎用，避免增加心脏负担，诱发心衰。

对中暑患者及时进行对症处理，一般很快恢复，不必调离原作业岗位。若因体弱不宜从事高温作业，或有其他就业禁忌证者，应调换工种。

第三节　振动及其危害

一、煤矿生产过程中常用的产生振动的工具

1. 活塞式捶打工具

活塞式捶打工具多以压缩空气为动力，如凿岩机、气锤、风铲机、捣固

机、铆钉机等。

2. 固定式轮转工具

固定式轮转工具多为固定装置，工人通过操作被加工的物体而暴露于振动，如砂轮机、抛光机、电锯、钢丝抻拔机及各种固定式研磨机等。

3. 手持式转动工具

手持式转动工具以压缩空气、电动机或引擎为动力，如手持研磨机、风钻、电钻、手摇钻、喷砂机、钻孔机、链锯（油锯）、金刚砂磨轮、清洁机、振动破碎机等。

此外，采矿、运输过程中使用的大型设备，如钻机、斗容电铲、载重自卸车、推土机、破碎机、带式输送机，在运转过程中都会产生程度不等的振动。

二、振动的主要危害

振动对人体有两个方面的作用，适宜的振动有益于身心健康，具有增强肌肉活动能力，解除疲劳，减轻疼痛，促进代谢，改善组织营养，加速伤口恢复等功效。在生产条件下，作业人员接触振动的强度大、时间长，对机体可产生不良影响，甚至引起疾病。振动作用于人体，不仅可以引起机械效应，而且可以引起生理和心理效应。不同频率、不同强度的振动，人体的主要感受不同。同样的振动作用于不同的人体，感觉和反应也可能不同。

（一）局部振动对人体健康的影响

1. 对神经系统的影响

（1）多发性末梢神经炎。呈现"手套"型感觉障碍，手麻、手痛、手胀、手僵、手多汗、手无力等往往是最早出现的症状，这些症状与发作性手指发白共同成为手臂振动病的主要症状。同时，还出现肢体末端感觉减退，甚至痛觉消失。流行病学调查表明，在使用多种多样的振动性工具的人群中，外周神经病变的发生率可从百分之几达到80%，严重者导致感觉丧失。

（2）植物神经功能紊乱。植物神经功能紊乱表现为睡眠障碍、食欲减退、营养障碍及手颤等，进而影响内脏器官的功能。

（3）肌电图和神经传导速度异常。某些振动病患者出现手臂肌肉的肌电图病理性改变，也可出现运动神经传导速度的减慢及远端潜伏时间的延迟。

2. 对循环系统的影响

循环系统，特别是外周循环及血流动力学的改变，是局部振动对人体影响

煤矿企业从业人员

的最明显和最主要的表现之一。若在早期出现手指皮肤温度降低，冷水负荷试验或振动负荷试验以后皮肤温度降低的程度更为明显，皮肤温度恢复速度减慢，恢复时间延长，出现典型的雷诺现象，则表明存在外周循环及其调节机能障碍。

（1）毛细血管形态和机能等改变。曾观察到甲皱毛细血管袢模糊、排列紊乱、数目减少、异形管袢比例增加、管袢管径和长度异常、毛细血管流态改变、流速减慢、渗血增加等。

（2）外周血管器质性病变。振动性白指患者手部血管造影检查，可见食指桡侧及中指、小指尺侧的固有动脉狭窄。主要原因是长期反复的振动引起血管持续收缩。另外，血小板功能亢进，血小板由于机械刺激破坏而释放血管平滑肌增强因子，使全血黏度增加（特别是在寒冷时），血小板黏着力亢进，促进血栓形成；交感神经功能亢进也使血管平滑肌处于紧张状态。这些因素均可使血管壁的营养状态失调，内膜变性，发生增殖性变化。

此外，振动病患者有广泛性的心血管系统损害作用，检查表明作业工人的脑血流图、心电血压异常出现率均较高。

3. 对骨、关节系统的影响

40 Hz 以下低频率、大振幅、冲击力强的振动，往往引起骨、关节的损害，主要表现如下：

（1）局限性骨质增生、硬化、形成骨岛，骨皮质增厚、骨刺形成、无菌性坏死。

（2）骨皮质变薄、骨腔变大、囊样变。

（3）手握力下降，特别是耐力下降、肌纤维震颤、肌肉萎缩（大小鱼际萎缩）。

4. 对内分泌和免疫系统的影响

有报道指出，在振动作用下，下丘脑、脑垂体、肾上腺系统功能亢进，来自肾上腺髓质的儿茶酚胺分泌增加，血中儿茶酚胺的浓度上升，尿中儿茶酚胺及代谢产物排泄量明显增高，并且与病程的长短、白指发生频度和症状严重程度有平行关系。

（二）全身振动对机体的影响

1. 对生理功能的影响

当人体受到全身振动时会发生一系列的生理学反应。

（1）所谓"受惊反应"（如心跳加快），但此反应随振动的持续会很快自动消失。

（2）不适反应。这种反应会持续存在或逐渐发展。此种生理性反应与振动的轴向、加速度及振动的类型有关，也和机体自身的生物节律和特性有关。

2. 对神经肌肉的影响

在正常的自主运动过程中；运动控制是以一种前馈机制实施的，同时不断受到来自肌肉、肌腱及关节部位中神经感受器的反馈调节。全身性振动是一种被动的人工运动，与主动的运动有很大区别。

（1）振动时在神经肌肉系统发生的最显著的改变就是丢失了前馈控制机能。全身振动的频率范围宽达 0.5～100 Hz，而自然的运动频率很低（随意运动为 2～8 Hz，非随意运动在 4 Hz 以下），这就可以解释神经肌肉控制系统对极低频和高频振动发生的反应。

（2）人体呈坐姿状态受到源自座椅的全身性振动时，背部肌肉发生紧张性收缩，肌电图显示一种与加速度相关的交替性活动。这是一种反射性质的活动，振动停止后亦随之完全消失。肌肉活动的时间依赖于振动的强度和频率。

3. 对中枢神经和感觉神经的影响

超过 40 Hz 的强烈全身振动可引起中枢神经系统的紊乱，而关于频率在 20 Hz 以下振动的效应则没有一致的报道。

（1）振动可使坐姿者的前庭功能发生改变。其中，影响最大的是极低频振动和接近全身共振频率的振动。据推测，人体对某些人为的运动环境的生理性反应中，最重要的一点是视觉、触觉与前庭感觉之间的配合失调。

（2）在全身振动作用下，由于前庭和内脏的反射，可引起植物神经症状，如脸色苍白、出冷汗、唾液分泌增加、恶心、呕吐、头痛、头晕、食欲不振、呼吸表浅，还可以有体温降低等，旋转试验时反应强烈。晕车、晕船就是这种作用的表现。

4. 对消化、呼吸、内分泌及代谢等系统的影响

（1）对消化系统的影响。全身振动可使某些工人胃肠蠕动增加，收缩加强，胃液分泌机能和消化能力改变，肝脏的解毒功能和代谢机能发生障碍。调查也证明，接受全身振动的作业工人，胃酸过多、慢性胃炎、胆囊炎等消化道疾患的患病率较高。

（2）对呼吸功能的影响。有学者将受到振动影响时的改变与从事一般体力劳动时的改变做了比较，发现振动可使换气量增加，部分原因可能是空气在呼吸系统内振荡。呼吸与代谢的改变不相符，提示呼吸控制的机制可能发生了紊乱。

（3）对内分泌功能的影响。有关振动引起肾上腺素和儿茶酚胺改变的研究尚未得到一致的结论。

5. 对脊柱的影响

常年在全身强烈振动状态下工作的工人（如拖拉机、推土机驾驶员），脊柱受损的危险性很大，并易诱发下背部疼痛。腰椎最易受累，其次是胸椎，也有颈椎损伤。

6. 对心血管系统的影响

在全身振动环境中的工人，有 4 种循环紊乱比较常见：

（1）外周循环障碍（如雷诺病），发生在靠近振动源的部位，如站姿工作者的双脚及驾驶员的双手（后者较少见）。

（2）腿静脉曲张、痔疮和精索静脉曲张。

（3）心率增加、血压上升及耗氧增加，缺血性心脏病也相应增多。

（4）神经血管改变。

7. 对女性生殖器官、妊娠和男性泌尿生殖系统的影响

全身振动可能对女性健康的影响表现为月经异常、子宫脱垂、生殖器官充血和炎症、流产和异常分娩率增加等。

关于振动与男性泌尿生殖器疾病间的关联有不少相互矛盾的报道。有人发现在全身性振动环境中工作的人，前列腺炎的发生率较高。

三、振动的控制

1. 控制振动源

改革工艺过程，采取技术革新，通过减隔振等措施，减轻或消除振动源的振动，是预防振动职业病危害的根本措施。例如，采用液压、焊接、粘接等工艺代替风动工具铆接工艺；设计自动或半自动的操作装置，减少手部和肢体直接接触振动的机会；工具的金属部件改用塑料或橡胶，减少因撞击而产生的振动；采用减振材料降低交通工具、作业平台等大型设备的振动。

2. 限制作业时间和振动强度

通过编制和实施振动作业的卫生标准，限制接触振动的强度和时间，可以有效保护作业者的健康，是预防振动危害的重要措施。《工作场所有害因素接触限值　第2部分：物理因素》(GBZ 2.2—2007) 规定，工作场所手传振动职业接触限值，4 h 等能量频率计权加速度不得超过 5 m/s^2。

3. 改善作业环境，加强个人防护

加强作业过程或作业环境的防寒、保温措施，特别是在北方寒冷季节的室外作业，需有必要的防寒和保暖设施。振动工具的手柄温度如能保持在 40 ℃左右，则对预防振动性白指的发生和发作具有较好的效果。控制作业环境中的噪声、毒物，对防止振动职业病危害也有一定作用。合理配备和使用个体防护用品，如防振手套、减振座椅等，能够减轻振动危害。

4. 加强健康监护

按规定进行上岗前和定期健康体检，早期发现，及时处理患病个体。

四、手臂振动病的诊断、治疗与处理原则

手臂振动病是长期从事手传振动作业而引起的以手部末梢循环和（或）手臂神经功能障碍为主的疾病，并能引起手臂骨关节、肌肉的损伤。其典型表现是振动性白指。

手臂振动病是我国法定职业病。振动病在我国分布相当广泛，煤矿凿岩工的振动性白指发生率一般为 9.7% ~ 17.7%。

(一) 临床表现

1. 症状

1）手部症状和自主神经症状

早期手部症状以手麻、手胀、手僵等较为普遍，夜间手痛、手麻更为明显，往往影响睡眠。手部，特别是指端的感觉减退，手颤、无力和动作不灵活等功能障碍也较常见。自主神经症状表现为头痛、失眠、乏力、记忆力减退等。此外，还可以出现植物神经功能紊乱的表现。

2）振动性白指

振动性白指表现为手遇冷后发白，一般是受冷后，患指出现麻、胀、痛；并由灰变苍白，由远端向近端发展，界限分明。可持续数分钟至数十分钟，再逐渐由苍白变潮红，恢复至常色。

2. 体征

1）神经系统检查

痛觉不敏感，前臂感觉和运动神经传导速度减慢及远端潜伏时延长，肌电图检查可见神经源性损害。

2）指（趾）发白

手臂振动病的典型表现为振动性白指（又称职业性雷诺现象），其发作具有一过性和时间性的特点。白指的判定依据应以专业医务人员检查所见为主。如有必要，可以进行白指诱发试验，但是采用局部受冷的方法，诱发率比较低。白指常见的部位是食指、中指和无名指的远端指节，严重者可累及近端指节，以致全部手指变白，故有"死指""死手"之称。足趾阵发性变白的病例也有报道。振动性白指是诊断手臂振动病的主要临床依据。

3）指关节变形、手部肌肉萎缩

指关节变形、手部肌肉萎缩等病变也可见到，多见于较重的病例。

（二）诊断原则和诊断分级

《职业性手臂振动病的诊断》（GBZ 7—2014）对手臂振动病的诊断标准做了具体规定。

1. 诊断原则

根据一年以上连续从事手传振动作业的职业史，以手部末梢循环障碍、手臂神经功能障碍和（或）骨关节肌肉损伤为主的临床表现，结合末梢循环功能、神经－肌电图检查结果，参考作业环境的职业卫生学资料，综合分析，排除其他病因所致类似疾病，方可诊断。

2. 诊断分级

1）轻度手臂振动病

出现手麻、手胀、手痛、手掌多汗、手臂无力、手指关节疼痛，可有手指关节肿胀、变形，痛觉、振动觉减退等症状体征，可有手部指端冷水复温试验复温时间延长或复温率降低，并具有下列表现之一者：①白指发作未超出远端指节的范围；②手部神经－肌电图检查提示神经传导速度减慢或远端潜伏期延长。

2）中度手臂振动病

在轻度的基础上，具有下列表现之一者：①白指发作累及手指的远端指节和中间指节；②手部肌肉轻度萎缩，神经－肌电图检查提示周围神经源性损害。

3）重度手臂振动病

在中度的基础上，具有下列表现之一者：①白指发作累及多数手指的所有指节，甚至累及全手，严重者可出现指端坏疽；②出现手部肌肉明显萎缩或手部出现"鹰爪样"畸形，并严重影响手部功能。

振动性白指发作累及范围应以单侧手分别判断。"多数"手指系指三个及三个以上手指。以白指诊断分级时，如左手、右手不一致，应以较重侧的诊断分级为准，但应分别描述。

（三）治疗及处理原则

（1）治疗。该病目前尚无特效疗法，基本原则是根据病情进行综合治疗。应用扩张血管及营养神经的药物改善末梢循环，也可采用活血化瘀、舒筋活络类的中药治疗并结合物理疗法、运动疗法等，促使病情缓解，必要时进行外科治疗。患者应加强个人防护，注意手部和全身保暖，减少白指发作。

（2）观察对象一般不需要调离振动作业，但应每年复查一次，密切观察病情变化。轻度手臂振动病调离暴露手传振动的作业，进行适当治疗，并根据情况安排其他工作。

中度手臂振动病和重度手臂振动病必须调离振动作业，积极进行治疗。如需作劳动能力鉴定，参照《劳动能力鉴定　职工工伤与职业病致残等级》（GB/T 16180—2014）的有关条文处理。

第四章
职业中毒

第一节 氮氧化物

一、氮氧化物的性质

氮氧化物是氮和氧的化合物的总称，俗称硝烟，为煤矿生产中最常见的刺激性气体之一。其种类很多，主要有氧化亚氮、一氧化氮、二氧化氮、三氧化二氮、四氧化二氮及五氧化二氮。在生产中接触并引起职业中毒的常见混合物主要是一氧化氮和二氧化氮，以二氧化氮为主。硝烟的毒性作用取决于环境中二氧化氮和一氧化氮的含量，二氧化氮生物活性大，毒性为一氧化氮的 4～5 倍，两者同时存在，则有协同作用。煤矿生产中接触到的氮氧化物主要是二氧化氮。

二、氮氧化物的危害

煤矿生产中氮氧化物以二氧化氮为主时，主要引起肺损害；以一氧化氮为主时，高铁血红蛋白血症和中枢神经系统损害明显。

（一）一氧化氮

1. 刺激作用

一氧化氮主要经呼吸道吸入，一氧化氮本身不活泼，但在空气中和体内均容易被氧化为二氧化氮，二氧化氮再与水慢反应生成硝酸、亚硝酸，经尿排出，表现为刺激作用，引起肺水肿。

2. 毒性反应

吸入低浓度一氧化氮几乎无毒性反应，吸入高浓度一氧化氮可产生毒性反应，使血红蛋白氧化生成高铁血红蛋白，使组织缺氧，引起呼吸困难和窒息，导致中枢神经损害。

3. 其他

体内的一氧化氮可直接到达肺泡和支气管，产生平滑肌舒张作用，一氧化氮是一种内皮源性舒张因子，可舒张血管和支气管。一氧化氮是细胞抵抗致病因子的第一道防线，可以破坏有害因子，但作用过强会损害正常组织。

（二）二氧化氮

1. 对呼吸系统的损害

（1）肺组织的刺激作用。二氧化氮对人体的危害主要是对肺组织的刺激作用。二氧化氮较难溶于水，对上呼吸道和眼睛的刺激作用较小。正常呼吸时可吸收80%的二氧化氮，深呼吸可吸收90%。二氧化氮被大量吸入呼吸道后，会引起上呼吸道黏膜发炎，急性支气管炎，严重时咳嗽剧烈。在肺泡内逐渐与水作用形成硝酸与亚硝酸，对肺组织产生强烈的刺激作用，引起肺水肿、虚脱等。

（2）个别严重病例可导致肺部纤维化。二氧化氮急性中毒时与支气管哮喘的发病也有一定关系。

2. 引起组织缺氧

二氧化氮以亚硝酸根离子的形式通过肺进入血液，经血液循环最后从尿中排出，还以与体内氨基反应生成亚硝胺。亚硝胺根与血红蛋白生成高铁血红蛋白，引起组织缺氧。

3. 神经衰弱综合征

二氧化氮慢性毒性作用主要表现为神经衰弱综合征，主要症状是头痛、食欲不振等。

4. 其他

二氧化氮还能刺激皮肤，并引起牙齿酸蚀；对心、肝、肾及造血组织等有一定影响。

三、氮氧化物危害的控制措施

（一）管理措施

（1）运用法律、经济、技术政策等手段控制氮氧化物的危害。可以通过制定严厉的法律和法规来关井并产，克服煤炭产能小而散的现状。

（2）对企业业主进行《职业病防治法》的培训，完善职业卫生管理制度，加强其落实力度，贯彻《职业病防治法》。

（3）加强新工人上岗前的职业卫生和安全防护措施学习，定期对作业工人进行安全知识、职业卫生知识培训教育，增强工人的安全意识和自我防护意识。对劳动者进行岗前、岗中和离岗前的健康检查。

（4）加强个人防护，如根据需要戴好送风式防毒面具等。

（5）加强安全知识培训教育，所有爆破人员和井下作业人员必须熟悉爆破材料的特性和《煤矿安全规程》（2016 版）的相应规定。

（6）严格遵守安全操作规程，定期检修设备。

（7）改善劳动环境，加强井下通风排毒措施，将井下空气中氮氧化物浓度控制在国家规定的最高允许浓度以下，矿井氮氧化物（换算成二氧化氮）最高允许浓度为 0.00025%（5 mg/m^3）。

（8）建立较完善的应急救援措施和体系，事故发生后，应迅速脱离中毒现场，使伤员及时得到救治，争取抢救时间。

（9）对层层转包的企业，应明确其责权问题，以防止职业病危害事故的发生，保护广大劳动者的健康。

（二）安全防护措施

（1）爆破作业必须编制爆破作业说明书，爆破工必须依照说明书进行作业。井上、井下接触爆破材料的人员，必须穿棉布或抗静电衣服，严禁穿化纤衣服。

（2）煤矿井下爆破作业，必须采用取得煤矿矿用产品安全标志的用于溜煤（矸）眼的煤矿许用炸药，或不低于该安全等级的煤矿许用炸药。煤矿许用炸药是用于有瓦斯矿井的一类炸药。煤矿常用的煤矿许用炸药有煤矿许用铵锑炸药、水胶炸药和乳化炸药。煤矿井下只能采用电能激发的电雷管。

（3）采掘工作面风量不足时严禁装药爆破。

（4）爆破必须严格执行"一炮三检制"（装药前、爆破前、爆破后检查瓦斯）和"三人连锁爆破制"（爆破工、班组长、瓦斯检查员连锁）。为尽量减少有毒烟气的形成，爆破作业应采取最大直径炮眼的炸药，已明显变质或损坏的炸药不得使用。每个炮眼必须充填足够的炮泥和水炮泥。严禁明火爆破和裸露爆破。

（5）井巷揭穿突出煤层和在突出煤层中进行采掘作业时，必须采取震动爆破、远距离爆破、避难硐室、反向风门、压风自救系统等安全防护措施。

（6）井下爆破后必须进行充分有效的通风，排除炮烟，浇水清除矿石（碴）中残留的氮氧化物。待工作面的炮烟被吹散，爆破工、瓦斯检查员和班组长必须首先巡视爆破地点。为防止中毒，爆破后，只有将炮烟吹散后才可以进入工作面，在发生火灾或有爆炸烟气侵袭时，必须佩戴自救器。

四、诊断、治疗及处理原则

在煤炭生产过程中，由于工人在爆破及工作时未遵守操作规程，或缺乏防护知识，氮氧化物中毒事件时有发生。

（一）临床表现

氮氧化物中毒的症状因其种类不同、接触浓度和时间的不同而有所不同。接触高浓度氮氧化物会导致肺水肿，低浓度的二氧化氮对上呼吸道刺激性小，易进入呼吸道深部并逐渐与水分作用而对肺产生刺激和腐蚀，常引起肺水肿。

1. 一氧化氮中毒

吸入低浓度一氧化氮几乎无毒性，可用于辅助治疗肺部疾病（如支气管哮喘、肺动脉高压和心血管疾病）。长期接触超剂量一氧化氮，可引起上呼吸道刺激症状。一氧化氮中毒多为短时间内吸入高浓度一氧化氮引起高铁血红蛋白血症，导致中枢神经损害。表现为头痛、头晕、乏力、皮肤青紫、血压下降、烦躁、惊厥、瘫痪等。

2. 二氧化氮中毒

急性二氧化氮中毒的主要靶器官为呼吸系统，引起肺水肿为迟发性病变。故与氮氧化物有密切接触者应严密观察。

1）急性中毒

（1）急性轻度中毒。发病一般较缓，常有潜伏期，然后突发病情恶化。一般在吸入氮氧化物 6~72 h 的潜伏期后出现胸闷、咳嗽、咳痰等，可伴有轻度头晕、头痛、无力、失眠、心悸、恶心、食欲减退、发热等症状。眼结膜及鼻咽部轻度充血，肺部可有散在的干啰音。实验室检查可见 X 射线胸片肺纹理增强或纹理边缘模糊，血气分析氧分压降低。

（2）急性中度中毒。除上述症状外，可有呼吸困难、胸部紧迫感、咳嗽加剧、咳痰或咯血丝痰、轻度绀紫。两肺可闻及干啰音或散在湿啰音。X 射线胸片可见肺叶透光度降低，肺纹理增多、紊乱、模糊，呈网状或斑片状阴影，血气分析在吸氧情况下动脉氧分压大于 60 mmHg。

（3）急性重度中毒。肺水肿时可见呼吸窘迫、咳嗽加剧、咳出大量白色或粉红色泡沫痰、明显绀紫，两肺可闻及干、湿啰音；昏迷或窒息；急性呼吸窘迫综合征；并发较重程度的气胸或纵膈气肿；发生迟发性阻塞性毛细支气管炎时，可在吸入氮氧化物气体后无明显急性中毒症状或在肺水肿恢复期阶段两周左右，突然发生咳嗽、胸闷、进行性呼吸困难、明显绀紫。X 射线胸片出现大片阴影和两肺满布粟粒状阴影，血气分析在吸入高浓度氧时动脉氧分压小于60 mmHg。

2）慢性中毒

长期接触低浓度的氮氧化物，可引起慢性咽炎、支气管炎，病程长者可发生肺气肿。少数病例在吸入氮氧化物气体后，可无明显急性中毒症状，而在两周后出现以上病变。

（二）诊断分级

诊断依据为《职业性急性氮氧化物中毒诊断标准》（GBZ 15—2002）。

1. 诊断原则

根据短期内吸入较大量氮氧化物的职业史，呼吸系统损害的临床表现和胸部 X 射线征象，结合血气分析及现场劳动卫生学调查资料，综合分析，并排除其他原因所致的类似疾病，方可诊断。

2. 刺激反应

出现胸闷、咳嗽等症状，肺部无阳性体征，胸部 X 射线检查无异常表现。

3. 诊断及分级标准

1）轻度中毒

出现胸闷、咳嗽等症状，肺部有散在干啰音。胸部 X 射线征象表现为肺纹理增强，可伴有边缘模糊，符合急性支气管炎或支气管周围炎。

2）中度中毒

出现胸闷加重、咳嗽加剧、呼吸困难、咳痰或咯血丝痰等症状，体征有轻度发绀，两肺可闻及干、湿啰音。胸部 X 射线征象表现为肺叶透亮度降低，肺纹理增多、紊乱、模糊，呈网状阴影（符合间质性肺水肿）或斑片状阴影（边缘模糊，符合支气管肺炎）。

3）重度中毒

具有下列表现之一者：

（1）明显的呼吸困难，剧烈咳嗽，咳大量白色或粉红色泡沫痰，明显发绀；两肺满布湿啰音。胸部 X 射线征象表现为两肺叶有大小不等、边缘模糊的斑片状或云絮状阴影，有的可融合成片状阴影，符合肺泡性肺水肿。血气分析呈重度低氧血症。

（2）急性呼吸窘迫综合征。

（3）并发较重程度的气胸或纵膈气肿。

（4）窒息。

（三）治疗原则

（1）现场处理。将病人迅速、安全脱离中毒现场，置于空气新鲜处，静卧，保暖，避免活动，立即吸氧，并给予对症治疗。

（2）密切观察。对刺激反应者，应观察 24 ~ 72 h，随时注意病情变化，并及时处理。观察期内应严格限制活动，卧床休息，保持安静并对症治疗。

（3）保持呼吸道通畅。解除气道痉挛，祛痰，如泡沫痰多时，可给予去泡沫剂（1% 二甲基硅油消泡气雾剂）或与激素、支气管解痉剂（特布他林、沙丁胺醇）气雾剂交替雾化吸入，必要时将气管切开。

（4）改善和维持通气功能。早期、足量、短程应用糖皮质激素，以改善血管壁通透性；减少液体渗出，增强机体应激能力；合理减少静脉补液量，使用脱水剂或利尿剂；减少肺循环量，促进液体吸收。

（5）合理氧疗。

（6）防止肺水肿，预防控制肺部感染。

（7）积极预防并发症。出现高铁血红蛋白血症可给予美兰分次静注，也可以给予大剂量维生素 C、葡萄糖等治疗，维持水、电解质、酸碱平衡。保持呼吸道通畅，剧烈咳嗽时给予镇咳，以免形成气胸或肺出血，窒息时可行气管切开。

（8）其他处理。急性轻、中度中毒治愈后可恢复工作。重度中毒患者遗留慢性支气管炎、支气管扩张、肺纤维化或肺功能明显减退者，应调离刺激性气体作业岗位。如需作劳动能力鉴定，参照《劳动能力鉴定　职工工伤与职业病致残等级》(GB/T 16180—2014) 妥善处理，定期随访。

（四）预防措施

（1）进行职业卫生知识培训，增强工人的安全意识和自我防护意识。作业者应遵守爆破操作规程，在爆破后工作面的炮烟散尽之后方可进入工作场所。

煤矿企业从业人员

（2）建立完善的应急救援措施，事故发生后能使伤员得到及时救治，争取抢救时间。

（3）建立健全职工健康监护档案，对作业者开展全面健康监护工作。从事氮氧化物作业工人应进行就业前体检，就业后每年体检一次。体检应包括内科、五官科、胸部 X 射线检查等。

第二节　碳　氧　化　物

一、碳氧化物的性质

1. 一氧化碳

一氧化碳为无色、无臭、无刺激性的气体，易燃、易爆，与空气混合的爆炸极限为 12.5% ~ 74.2% 。

2. 二氧化碳

二氧化碳为无色、无味、无刺激性的气体，不可燃。在火焰中，受热的容器可能发生爆裂。该气体比空气重，可能累积在底层空间造成缺氧。快速流动时，可能发生静电荷累积，可能引燃爆炸性混合物。

二、碳氧化物的危害

（一）一氧化碳的危害

一氧化碳毒性很强，吸入人体后会引起窒息和中毒以致死亡。

1. 一氧化碳对人体的危害

心脏和大脑是与人的生命关系最密切的组织和器官，心脏和大脑对机体供氧不足的反应特别敏感。因此，一氧化碳中毒导致的机体组织缺氧，对心脏和大脑的影响最为显著。

由于一氧化碳在肌肉中的累积效应，即使停止吸入高浓度的一氧化碳后，在数日之内，人体仍然会感觉到肌肉无力。一氧化碳中毒对大脑皮层的伤害最为严重，常常导致脑组织软化、坏死。

一氧化碳中毒对心脏也会造成严重伤害。一氧化碳中毒还会引起血管内的脂类物质累积量增加，导致动脉硬化症。动脉硬化症患者更容易出现一氧化碳中毒。

2. 影响因素

一氧化碳中毒程度和中毒速度与下列因素有关：

（1）空气中一氧化碳的浓度。

（2）与一氧化碳接触的时间。

（3）呼吸频率和呼吸深度。

浓度越大，接触时间越长，呼吸越快，进入机体的一氧化碳越多，中毒越深。

当一氧化碳的浓度达到 1% 时，人只要呼吸几次即可失去知觉；如果长期在含有 0.01% 的一氧化碳空气中生活和工作，会产生慢性中毒。因此，《煤矿安全规程》规定，井下空气中一氧化碳的浓度不得超过 0.0024%。

（二）二氧化碳的危害

1. 引起作业工人中毒

二氧化碳在新鲜空气中的含量为 0.03%，人生活在这个空间不会受到危害。如果矿井聚集多人进行采掘，并且空气不流通，或者有一氧化碳燃烧，使空气中氧含量相对减少，产生大量二氧化碳，作业人员就会出现不同程度的中毒症状。空气中二氧化碳含量对人体的影响见表 4-1。

表 4-1　空气中二氧化碳含量对人体的影响

空气中二氧化碳的含量/%	症　状	空气中二氧化碳的含量/%	症　状
2.5	经数小时无任何症状	8.0	呼吸困难
3.0	无意识地呼吸次数增加	10.0	意识不清，不久导致死亡
4.0	出现局部刺激症状	20.0	数秒后瘫痪，心脏停止跳动
6.0	呼吸量增加		

2. 岩石与二氧化碳突出现象

岩石与二氧化碳突出是国内煤矿曾经发生过的一种动力现象，它是在极短的时间内，从采掘工作面喷出大量岩石和二氧化碳。以甘肃省窑街矿务局岩石与二氧化碳突出事故为例，突出的岩石达 1000 多立方米，突出的二氧化碳逆流蔓延千米以上。由于二氧化碳是窒息性气体，因此在波及范围内能造成多人伤亡，是煤炭生产中的一种严重灾害。在预防措施中，多采用卸压、缓和地应力和排放二氧化碳的办法，其具体做法与预防煤与瓦斯突出的措施相仿。

三、碳氧化物危害的控制措施

（一）控制措施

1. 加强通风

通过加强通风，将碳氧化物冲淡到《煤矿安全规程》规定的浓度以下。如果一氧化碳、二氧化碳的产生量比较大，可采用抽放措施。

2. 加强检查

应用各种仪器或煤矿安全集中监测系统监视井下各种有害气体（包括一氧化碳、二氧化碳）的动态，以便及时采取相应措施。

3. 警示危险

井下通风不良的区域或不通风的旧巷道内，往往积聚着大量有害气体，尤其是二氧化碳。因此，在不通风的旧巷道口要设栅栏，并挂上"禁止入内"的牌子。若要进入这些旧巷道必须先进行检查，当确认对人体无害时才能进入。

4. 喷雾洒水

当工作面有二氧化碳放出时，可使用喷雾洒水的办法使其溶于水中。

5. 急救措施

若有人由于缺氧窒息时，应立刻将窒息者移到空气新鲜的巷道或地面，并进行人工呼吸施行急救。

6. 个人防护

（1）进入高浓度一氧化碳的环境工作时，在通风的同时要戴好特制的一氧化碳防毒面具，两人同时工作，以便监护和互助。

（2）对于二氧化碳的防护与一氧化碳类似，包括环境通风；对于皮肤的防护，可戴保温手套，穿防护服；对于眼睛的防护，可佩戴安全护目镜或面罩。

（二）岩石与二氧化碳突出的防治

岩石与二氧化碳突出是煤炭生产的一种严重灾害。如何防治岩石与二氧化碳突出，是一个需要高度重视和研究解决的问题。

根据已发生岩石与二氧化碳突出事故的情况和特点，参照煤与瓦斯突出的防治经验，可以采取以下防治措施。

1. 加强地质工作和对二氧化碳的探测

（1）在煤田勘探和地质勘探工作中，必须在探测地质构造的同时探测瓦斯、二氧化碳等气体。

（2）在矿井瓦斯鉴定和平时井下瓦斯检查时，必须同时进行二氧化碳鉴定和检查。对有二氧化碳涌出的矿井，地质部门要探测、研究和分析二氧化碳的成因及来源的分布规律，技术部门要经常掌握其变化情况。

（3）对有二氧化碳（瓦斯）喷出或岩石（煤）与二氧化碳（瓦斯）突出危险的矿井，必须坚持"有疑必探，先探后掘"的原则，探清断层、褶曲的确切位置，探清二氧化碳压力和瓦斯区域，坚决禁止在地质不清、瓦斯压力不明的情况下掘进。

（4）凡发生过一次岩石与二氧化碳喷出或突出的矿井，均作为岩石与二氧化碳喷出或突出的矿井，并制订防治措施报省（区）煤炭局批准，并报省级煤矿安全监察机构备案。

2. 严密对岩石与二氧化碳突出预兆的监测和观察

（1）岩石与二氧化碳突出预兆：二氧化碳涌出时有"嘶嘶"声，底板积水冒泡，钻眼与炮眼喷雾；爆破后在巷道底板有一层雾状气体分布；二氧化碳浓度骤然升高；工作面空气温度降低，有凉、冷之感，嗅到碳酸气味；工作面工作人员感到发闷、头晕；巷道内有明显压力活动，如有片帮、底鼓或发生顶板岩石呈片状脱落及煤（岩）倾出等现象。如在施工中发现上述情况之一，必须进行认真分析，采取紧急防治措施。

（2）凡有岩石与二氧化碳突出的采掘工作面，必须设置专人经常检查二氧化碳浓度，采掘工作面回风流中瓦斯浓度超过 1% 或二氧化碳浓度超过 1.5% 时，必须停止工作，撤出人员，并立即报告矿长和矿井技术负责人，采取措施，进行处理。

（3）对在有突出危险的矿井和区域工作的每个职工都要进行安全思想和预防突出技术教育，人人懂得防治突出的基本知识、避灾路线；人人知道突出先兆，随时发现预兆；人人严格按照防治措施作业。

3. 打前探钻孔或排放钻孔

（1）凡遇有喷出或突出危险的岩层（或煤层）时，必须在掘进前打前探钻孔。钻孔孔径不小于 75 mm，钻孔超前距不小于 5 m，孔数不少于 3 个，钻孔方向要根据所探地质构造和二氧化碳高压区的分析情况确定。如发现危险性增大时，应增打排放钻孔，用以卸压和排放二氧化碳，否则不准掘进。

（2）在接近高压二氧化碳区域或断层、褶曲带及煤层时，要制定专门的防止喷出或突出的措施，没有采取可靠措施或经分析不安全时，不准进行揭穿掘进工作。

（3）在有岩石（煤）、二氧化碳（瓦斯）喷出和突出危险的区域内打钻时，必须制定打钻安全措施。

4. 采取二氧化碳抽放和减少地应力措施

（1）对于二氧化碳高压区，包括地质破碎带，可进行井下真空泵超前抽放，把抽出的二氧化碳用管子直接排到总回风巷内。

（2）在有二氧化碳喷出或突出危险的岩层（或煤层）内掘进巷道时，严禁两个掘进工作面同时相向对掘或与采煤工作面重叠相向前进。掘进岩工作面最好在采煤工作面之后一段距离掘进，以减少地应力和地应力集中。

5. 合理布置巷道和加强巷道支护

（1）巷道应尽量避免布置在含有高压二氧化碳的岩层和地质构造复杂的破坏地带及地应力集中地带。巷道与高压瓦斯区边缘和突出危险煤层的法线距离不小于 20 m。

（2）在地质破坏带和松软岩层中掘进时，要特别加强巷道支护，采取短掘短砌、密集支护、前探支架等措施，以防严重冒顶引起突出。

6. 建立独立分区通风系统，严格控制风流

（1）建立独立分区通风系统，将在喷出和突出区域内的掘进工作面回风直接引入总回风巷或分区回风巷内，严禁串联通风。

（2）必须在掘进回风巷与其他采掘区和巷道有关联的地点设一对反向风门，以防二氧化碳喷出或突出蔓延。

（3）加大有喷出或突出危险采掘工作面的风量。同时，风门和风机必须有专人看管，风机要有单独的供电系统。工作面停风时人员必须立即退至新鲜风流内。

7. 防止爆破掘进诱导突出造成危险

为防止正常爆破掘进诱导突出，可事先采取震动爆破的办法有准备地诱导突出。必须采用远距离爆破，根据突出危险性的大小规定撤退的距离和范围，爆破时所有人员（包括回风巷内人员）必须撤到指定安全地点。

8. 编制灾害预防和处理计划，落实自救措施

（1）凡有喷出和突出危险的矿井都要编制灾害预防和处理计划，并组织干部、工程技术人员、工人学习和实际演习，二氧化碳突出时不要卧倒爬行。

（2）在喷出和突出危险区域的所有工作人员，必须携带隔离式自救器，并掌握使用方法及了解注意事项。

（3）加强有二氧化碳突出危险矿井的组织管理。

四、一氧化碳中毒的诊断、治疗和预防措施

一氧化碳为分布广泛的窒息性气体，在全国一氧化碳中毒重大事故中，煤矿开采约占15%。

（一）一氧化碳中毒的临床表现

1. 急性中毒

急性一氧化碳中毒主要是因在生产或生活环境中，吸入过量一氧化碳引起组织缺氧所致。一氧化碳经呼吸道进入血液中与血红蛋白（Hb）结合造成组织缺氧。短期内吸入高浓度一氧化碳可引起头痛、头晕、心悸、四肢无力、恶心、呕吐、意识模糊，重者昏迷。空气中一氧化碳浓度、人体血液中碳氧血红蛋白（COHb）浓度与相应的中毒症状密切相关，见表4-2。

表4-2　空气中一氧化碳浓度、人体血液中碳氧血红蛋白(COHb)浓度与相应的中毒症状

空气中一氧化碳浓度/ $(mg \cdot m^{-3})$	平均状态时碳氧血红蛋白 (COHb)浓度/%	中毒症状
58.5	7	轻度头痛
292.5	25	严重恶心、眩晕
582.5	45	恶心、呕吐，可能虚脱
1170.5	80	昏迷
11700.5	90	死亡

临床上根据急性发生的中枢神经损害的症状和体征，将中毒程度分为3级。

1）轻度中毒

轻度中毒患者有剧烈的头痛、头晕、四肢无力、恶心、呕吐、嗜睡、意识模糊等症状。原有冠心病患者可出现心绞痛。血液中碳氧血红蛋白浓度可高于10%。

2）中度中毒

中度中毒患者昏迷，对疼痛刺激可有反应，瞳孔对光反射和角膜反射可迟钝，腱反射减弱，呼吸、血液和脉搏可有改变。经治疗可恢复且无明显并发症。血液中碳氧血红蛋白浓度可高于30%。

3）重度中毒

重度中毒患者出现深度昏迷，各种反射消失。患者可呈去大脑皮质状态：患者可以睁眼，但无意识，不语，不动，不主动进食或大小便，呼之不应，推之不动，肌力增强。常有脑水肿，伴有惊厥、呼吸抑制。可有休克和严重的心肌损害，出现椎体系或椎体外系损害体征，皮肤可出现大水疱和红肿，多见于昏迷时肢体受压迫的部位。该部位肌肉血液供给受压可导致压迫性肌肉坏死（横纹肌溶解症）。坏死肌肉释放的肌球蛋白可引起急性肾小管坏死和肾功能衰竭。血液中碳氧血红蛋白浓度可高于50%。

2. 急性一氧化碳中毒迟发性脑病（神经精神后发症）

急性一氧化碳中毒患者在意识障碍恢复后，经过 2 ~ 60 天的"假愈期"可出现下列临床表现之一：①精神、意识障碍，呈现痴呆状态、谵妄状态或去大脑皮质状态；②椎体外系神经障碍，出现震颤麻痹综合征；③椎体外系神经损害，如偏瘫、病理反射阳性或小便失禁等；④大脑皮质局灶性癫痫。

3. 慢性中毒

长期接触低浓度一氧化碳能否引起慢性中毒至今仍无定论。有些学者认为目前缺乏一氧化碳引起慢性中毒的依据，接触者除有碳氧血红蛋白轻度增高外，很少有客观体征。但也有人认为，长期接触低浓度一氧化碳可引起神经系统症状，如头痛、头晕、耳鸣、无力、记忆力减退及睡眠障碍等。脑电图检查可出现慢波，神经行为学检查出现功能性减退，循环系统可有心悸、心律不齐，心电图显示缺血性图形和心脏传导阻滞改变。

4. 辅助检查

1）血液中碳氧血红蛋白的测定

可采用简易测定方法，如加减法，取患者血液 1 ~ 2 滴，用蒸馏水3 ~ 4 mL稀释后，加1%氢氧化钠溶液 1 ~ 2 滴，混匀。血液中碳氧血红蛋白增多时，加碱后仍保持淡红色不变，正常血液则呈绿色。本试验在碳氧血红蛋白浓度高达50%时才呈现阳性反应。

2）脑电图检查

可见弥漫性低波幅慢波，与缺氧性脑病进展相平行。

3）头部 CT 检查

脑水肿时可见脑部有病理性密度降低区。

（二）诊断原则和诊断分级

1. 诊断原则

根据吸入较高浓度一氧化碳的暴露史和急性发生的中枢神经损害的症状和体征，结合血液中碳氧血红蛋白的测定结果，现场卫生学调查及空气中一氧化碳浓度测定资料，并排除其他病因后，可诊断为急性一氧化碳中毒。

2. 诊断和分级标准

1）接触反应

出现头痛、头昏、心悸、恶心等症状，吸入新鲜空气后症状可消失者。

2）轻度中毒

具有下列任何一项者：

（1）出现剧烈头痛、头昏、四肢无力、恶心、呕吐。

（2）轻度至中度意识障碍，但无昏迷者。

（3）血液中碳氧血红蛋白浓度高于 10%。

3）中度中毒

除有上述症状外，意识障碍表现为浅至中度昏迷，经抢救后恢复且无明显并发症者。血液中碳氧血红蛋白浓度可高于 30%。

4）重度中毒

具备以下任何一项者：

（1）意识障碍程度达深度昏迷或去大脑皮质状态。

（2）病人有意识障碍且并发有下列任何一项表现者：①脑水肿；②休克或严重的心肌损害；③肺水肿；④呼吸衰竭；⑤上消化道出血；⑥脑局灶损害，如椎体系或锥体外系损害体征。

（3）血液中碳氧血红蛋白浓度高于 50%。

5）急性一氧化碳中毒迟发脑病（神经精神后发症）

急性一氧化碳中毒患者在意识障碍恢复后，经过 2～60 天的"假愈期"出现下列临床表现之一者：①精神、意识障碍，呈痴呆状态、谵妄状态或去大脑皮质状态；②椎体外系神经障碍，出现帕金森综合征的表现；③椎体系神经损害（如偏瘫、病理反射阳性或小便失禁等）；④大脑皮质局灶性功能障碍

（如失语、失明等），或出现继发性癫痫。头部 CT 检查可出现脑部有病理性密度降低区；脑电图检查可发现中度及高度异常。

（三）治疗

迅速将病人转移到空气新鲜的地方，卧床休息，保暖，保持呼吸道通畅。

1. 纠正缺氧

迅速纠正缺氧状态。吸入氧气可加速碳氧血红蛋白解离，增加一氧化碳排出。吸入新鲜空气时，一氧化碳由碳氧血红蛋白中释放出半量约需 4 h；吸入纯氧时可缩短至 30 ~ 40 min，吸入 3 个大气压的纯氧可缩短至 20 min。高压氧舱治疗能增加血液中溶解氧，提高动脉血氧分压，使毛细血管内的氧容易向细胞内弥散，可迅速纠正组织缺氧。呼吸停止时，及早进行人工呼吸，或用呼吸机维持。危重病人可考虑血浆置换。

2. 防治脑水肿

严重中毒后，脑水肿可在 24 ~ 48 h 发展到高峰。脱水疗法很重要，目前常用的方法是 20% 甘露醇静脉快速滴注，待 2 ~ 3 天后颅压增高现象好转，可减量，也可注射呋塞米脱水。三磷酸腺苷、肾上腺皮质激素（如地塞米松）也有助于缓解脑水肿。如有频繁抽搐，目前首选是地西泮 10 ~ 20 mg 静注，抽搐停止后再静滴苯妥英钠 0.5 ~ 1 g，剂量可在 4 ~ 6 h 内重复应用。

3. 治疗感染和控制高热

作咽、血、尿培养，选择广谱抗生素。高热会影响脑功能，可采用物理降温方法，如头部用冰帽，体表用冰袋，使体温保持在 32 ℃ 左右。如降温过程中出现寒战或体温下降困难时，可用冬眠疗法。

4. 促进脑细胞代谢

应用能量合剂，常选用三磷酸腺苷、辅酶 A、细胞色素 C 和大量维生素 C 等。

5. 防治并发症和后遗症

昏迷期间的护理工作非常重要。保持呼吸道通畅，必要时进行气管切开；定时翻身以防止褥疮和肺炎；注意营养，必要时鼻饲。急性一氧化碳中毒患者从昏迷中苏醒后，尽可能休息 2 周，以防神经系统和心脏后发症的发生。如有后发症，给予相应治疗。

（四）处理原则

轻度中毒经治愈后仍可从事原工作；中度中毒经治疗恢复后，应暂时脱离接触一氧化碳作业并定期复查，观察 2 个月如无迟发性脑病出现，仍可从事工作；重度中毒及出现迟发脑病者，虽经治疗恢复，皆应调离一氧化碳作业；因重度中毒或迟发性脑病治疗半年仍遗留恢复不全的器质性神经损害时，皆应永远调离接触一氧化碳及其他神经性毒物的作业，并视病情安排治疗和疗养。

（五）预防措施

1. 健康检查

从事一氧化碳作业的工人应做就业前检查，包括详细的内科、神经科检查和心电图检查。从事一氧化碳作业的人员应每年接受体检一次，检查项目与就业前体检相同。

2. 职业禁忌证

各种中枢神经和周围神经器质性疾患、器质性心血管疾病。

3. 健康教育

开展职业卫生和安全教育，普及自我保护知识和技能。这是防止一氧化碳职业中毒最有效、最简便的方法之一。

4. 加强管理

（1）加强职业卫生和安全管理，杜绝非法开采矿山和小煤窑。

（2）加强密闭空间作业的职业卫生和安全管理，应在进入密闭空间作业前制定安全计划和应急计划，进行一氧化碳浓度检测，强制通风消除一氧化碳或使其浓度降低到允许条件，佩戴报警器和个人防护设施，并有专人在密闭空间外监护。

（3）加强检修期间作业的职业安全和卫生管理。检修本身表明工作流程有障碍，所以更应该小心防范，除了应配备必要的个体防护设施，还要制定应急措施。检修现场应设置一氧化碳气体报警仪器，一旦一氧化碳泄漏，及时报警，可使作业工人及时采取措施，防止一氧化碳中毒事故发生。

5. 加强安全信息沟通

停止作业的地点及危险区挂警告牌或封闭。一些一氧化碳重大中毒事故往往是因未及时警示或传递信息而导致的。

6. 救护人员要善于保护自己

虽然因事故现场抢救他人而中毒或死亡的比例远小于已中毒者，但有些事故案例值得深思。事故现场抢救更应注意佩戴好个体防护用品，做好个人防护，并严格按照中毒抢救应急预案进行救援。

煤矿企业从业人员

第三节 硫 化 氢

一、硫化氢的性质

硫化氢是一种无色可燃性气体，有臭鸡蛋的特殊刺激性气味。比空气重，极易溶于水，因此易积聚在低洼积水处。硫化氢也可溶于醇类、石油溶剂和原油中。由于硫化氢可溶于水及油中，有时可随水或油流至远离发生源处而引起意外中毒事故。硫化氢在空气中易燃烧，能与大部分金属反应生成硫酸盐。

二、硫化氢危害的控制措施

硫化氢与空气混合能形成爆炸性混合物，空气中硫化氢浓度为 4.3% ~ 45.5% 时有爆炸危险，遇明火、高热能引起燃烧爆炸。

（一）降低硫化氢浓度的措施

1. 加强通风

良好的通风措施是降低井下有害气体浓度的主要措施之一，确保井下空气中硫化氢浓度不超过最高允许浓度 0.00066%（体积百分比），尤其是在排除井下积水时，一定要加强通风。

2. 改变采煤方法

改走向长壁采煤法为倾向短壁采煤法，从而形成负压通风系统，使乏风直接进入采空区。有条件的矿井改炮采为水力采煤，炮采或机采时增加喷水量，使硫化氢气体溶于水，降低其浓度。

（二）加强生产环境硫化氢浓度的监测

煤矿企业必须对硫化氢气体进行定期监测。可能接触硫化氢气体的作业工人应配备便携式硫化氢监测仪，进行毒物浓度检测；在硫化氢易积聚的区域，应安装硫化氢检测报警器。进入可疑作业场所前，应用硫化氢检气管检测硫化氢浓度，或用浸有 2% 醋酸铅的湿试纸暴露于作业场所 30 s，如试纸变为棕色至黑色时，严禁入场作业。

井下探放老空巷道，当钻孔接近老空巷道，预计可能有有害气体涌出时，必须监测硫化氢气体的浓度，如超过最高允许浓度，必须立即停止钻进，切断电源，撤出人员。

第四章 职业中毒

排除井下积水及恢复被淹井巷道前，必须监测硫化氢浓度。排水过程中，有被水封住的硫化氢气体突然涌出的可能，必须制定安全措施。

（三）紧急脱险措施

如闻到臭鸡蛋气味应立刻组织人员撤离，撤离时可用湿毛巾等捂嘴避毒。由于地势低处危险性比高处大，下风向的硫化氢浓度高，因此应采取沿高处行走、向上风向撤离等措施。

（四）个人防护

作业人员应佩戴防毒口罩、安全护目镜、防毒面具和空气呼吸器，佩戴硫化氢报警仪器。

（五）加强安全卫生信息沟通

井下通风不良的地区或不通风的旧巷道内，往往积聚大量的有害气体，因此，对井下的停止作业地点和危险区应挂警告牌或封闭。若要进入这些旧巷道时必须先进行检查，当确认对人体无害时才能进入。当停工区内硫化氢浓度超过最高允许浓度不能立即处理时，必须在 2 h 内封闭完毕。

（六）防止爆炸的措施

由于硫化氢极易燃烧，在作业区应严禁明火、火花和吸烟。应有防爆设备和无火花工具。

三、硫化氢中毒的诊断、治疗和预防措施

我国硫化氢中毒问题一直很严重，占职业中毒的第二位，仅次于一氧化碳中毒。煤炭行业硫化氢中毒事件时有发生。

（一）临床表现

硫化氢中毒分为急性中毒和慢性中毒，以急性中毒较常见。

1. 急性中毒

急性硫化氢中毒一般发病迅速，出现以脑和（或）呼吸系统损害为主的临床表现，也可伴有心脏等器官功能障碍。中毒者的临床表现随暴露浓度的不同而有明显差异。低浓度暴露时，眼和上呼吸道黏膜的刺激与腐蚀作用的表现较为明显；高浓度暴露时以中枢神经系统症状和严重窒息症状较为突出，严重者可发生"电击样"死亡，而眼和上呼吸道黏膜的刺激和腐蚀作用的表现常被掩盖而不突出。

1）中枢神经系统损害

吸入低浓度硫化氢后可出现头痛、头晕、乏力、恶心、呕吐等症状。吸入高浓度硫化氢后，除出现以上症状外还表现为动作失调、烦躁不安、谵妄、抽搐、大小便失禁、惊厥、意识障碍，可迅速进入昏迷状态，甚至在数秒钟内猝死。

2）眼部刺激

暴露低浓度硫化氢后出现眼灼热、刺痛、流泪、畏光、视物模糊或视力障碍、视物时有彩晕。检查可见眼结膜充血、水肿，角膜浅表糜烂或角膜点状上皮脱落。

3）呼吸系统损害

暴露低浓度硫化氢后常表现为流涕、咽痒、咽痛、咽干、流涕、咳嗽、声音嘶哑等上呼吸道刺激症状。轻度中毒者可出现气短、胸闷，中度和重度中毒者出现胸闷气憋、呼吸困难、发绀、烦躁、咳嗽剧烈，咳大量粉红色泡沫样痰，甚至可自口、鼻大量涌出等肺水肿的表现，常伴有发热、心跳加速及意识障碍。严重者可发生喉头痉挛，常因呼吸中枢麻痹而致死。肺部可闻及干、湿啰音或肺实变体征，严重者两肺布满湿啰音。轻度中毒者肺部 X 射线胸片显示肺纹理增强，表现为急性气管、支气管炎，支气管周围炎。随着病情的发展，两肺纹理模糊，有广泛网状阴影或散在细粒状阴影，肺叶透亮度降低，显示间质性肺水肿；病情再发展可出现肺泡性肺水肿，两肺可见散在的大小不等的云絮状阴影，边缘不清，有时可融合成大片状阴影，或呈蝶状。

4）"电击样"中毒

突然暴露极高浓度（浓度在 1000 mg/m³ 以上）的硫化氢，可在中毒后数秒钟内突然昏迷、抽搐、呼吸和心跳迅速停止，也可立即或数分钟内昏迷，常因呼吸骤停而死亡。多数患者死亡前无先兆症状，少数可先出现呼吸深而快。死亡可在无警觉的情况下发生，当察觉到硫化氢气味时嗅觉可立即丧失，少数病例在昏迷前瞬间可闻到令人作呕的甜味。

5）心肌损害

在硫化氢中毒病程中，部分患者表现为心悸、气急、胸闷或心绞痛样等症状。心肌酶谱检查可有不同程度异常。心电图出现 ST 段下移和 T 波低平或倒置、传导阻滞，个别表现为心肌梗死。

需要特别注意的是，绝大多数患者的肺水肿和心肌损害发生在中毒后24 h内，但少数患者可在恢复好转期，甚至一周后才出现肺水肿和心肌损害，即"迟发性"损害。因此，对急性中毒者要较长时间进行心、肺功能的随访和检查，以便及早发现，积极救治。

2. 慢性中毒

长期暴露于低浓度硫化氢可引起头痛、头晕、记忆力减退、乏力等神经衰弱综合征及多汗、手掌潮湿等自主神经功能紊乱症状，也可损害周围神经。脱离暴露硫化氢后，神经方面的损害仍可持续存在。慢性中毒也可引起眼和呼吸道慢性炎症，重者可致角膜糜烂或发生点状角膜炎，甚至发生视力障碍，脱离作业后可以恢复。

3. 中毒预后

轻度、中度硫化氢中毒治疗后可很快恢复，一般不留后遗症。部分严重中毒患者治疗后，可留有一些后遗症，如头痛、头晕、疲倦、嗜睡、记忆力减退、紧张、焦虑、抑郁、视力听觉减退、四肢麻痹和运动失调等，头颅 CT 显示轻度脑萎缩。

（二）诊断分级

1. 职业性急性硫化氢中毒的诊断原则

在职业活动中，短期内吸入较大量硫化氢气体后引起的以中枢神经系统、呼吸系统为主的多器官损害的全身性疾病称为职业性急性硫化氢中毒，它是我国的法定职业病。其诊断原则如下。

1）职业接触史

诊断职业性急性硫化氢中毒必须有短期内吸入较大量硫化氢的职业接触史。患者的呼出气及衣服等散发难闻的臭鸡蛋气味可作为接触指标，患者在发病前闻到臭鸡蛋气味可做参考。

2）临床表现

具有急性硫化氢中毒的临床表现，出现不同程度的以中枢神经系统和呼吸系统损害为主的临床表现。

3）劳动卫生学调查

对作业或事故现场进行劳动卫生学调查，结合职业接触史和临床表现进行综合分析。

4）鉴别诊断

和其他病因所引起的类似疾病相鉴别，如一氧化碳、二氧化碳等窒息性气体导致的急性中毒及脑血管意外和心肌梗死等疾病。

2. 接触反应

接触硫化氢后出现眼刺痛、畏光、流泪、结膜充血、咽部灼热感、咳嗽等

煤矿企业从业人员

眼和上呼吸道刺激表现，或有头晕、乏力、恶心等神经系统症状，脱离接触后在短时间内消失。

3．诊断分级标准

根据《职业性急性硫化氢中毒诊断标准》(GBZ 31—2002)，职业性急性硫化氢中毒可分为轻度、中度、重度 3 种类型。

1）轻度中毒

具有下列情况之一者：①明显的头痛、头晕、乏力等症状并出现轻度至中度意识障碍；②急性气管、支气管炎或支气管周围炎。

2）中度中毒

具有下列情况之一者：①意识障碍表现为浅至中度昏迷；②急性支气管肺炎。

3）重度中毒

具有下列情况之一者：①意识障碍程度达深度昏迷或植物状态；②肺水肿；③猝死；④多脏器衰竭。

（三）现场抢救和治疗措施

1．现场抢救

致死性硫化氢中毒多发生在现场，据资料分析约 5% 的病人到达医院时即已死亡，如中毒患者在现场得到及时抢救和治疗，尤其是在现场进行心肺复苏急救，一般可获救。因此，现场采取正确的急救措施对硫化氢中毒的恢复最为关键。需要特别注意的是，救护人员应首先做好自身应急防护，有条件者应立即佩戴好输氧或送风式防毒面具，无条件者也应该佩戴简易型防毒口罩，方可进入高浓度硫化氢区域抢救中毒者，千万不能盲目到现场救助。

1）迅速脱离中毒现场

迅速使患者脱离中毒现场，移至空气新鲜处，并立即脱去被污染的衣服，气温低时注意保暖。密切观察患者的呼吸和意识状态。

2）保持呼吸道通畅

及时清除口腔内异物，保持呼吸道通畅，对于通气不良、阻塞或呼吸衰竭危重患者必要时进行气管切开术。

3）进行心肺脑复苏术

对呼吸、心搏骤停者，应就地立即进行人工呼吸和胸外心脏按压等心肺脑复苏术。救助者应尽量采用人工呼吸器，避免采用口对口人工呼吸以防止救助者发生中毒（万不得已时应与病人间隔数层湿纱布）。

4）尽早供氧

供氧是改善急性硫化氢中毒患者机体缺氧的必要措施，可根据中毒程度及当时当地的救治条件选用不同的供氧方式。目前常用的给氧方式主要是鼻导管法，其次是面罩给氧。一般情况下可及时使用氧气袋、氧气瓶或氧立得等，对中度、重度中毒，有条件者应尽早使用高压氧治疗。

5）眼部处理

眼部污染者，应立即用流动清水或生理盐水彻底冲洗。

2. 治疗措施

1）高压氧疗法

高压氧可有效改善机体缺氧状态，改善脑水肿，并可使细胞色素氧化酶恢复活性。凡昏迷者，应立即送高压氧舱治疗。高压氧压力为 2 ~ 2.5 个大气压，间断吸氧 2 ~ 3 次，每次吸氧 30 ~ 40 min，两次吸氧中间休息 10 min，10 ~ 20 次为一疗程，一般治疗 1 ~ 2 个疗程。

2）积极防治肺水肿和脑水肿

防治各种并发症是抢救成功的关键。应早期、足量、短程应用糖皮质激素以预防肺水肿及脑水肿，可用地塞米松 10 ~ 30 mg 加入葡萄糖液静脉滴注，每日 1 ~ 2 次。对肺水肿和脑水肿进行治疗时，地塞米松剂量可增大至 40 ~ 80 mg，加入葡萄糖液静脉滴注，每日 1 次。应控制液体入量，还可给予高渗脱水剂、利尿剂等。

3）对症支持治疗

硫化氢中毒无特效解毒药，可使用谷胱甘肽、半胱氨酸或胱氨酸、细胞色素 C、维生素 C、三磷酸腺苷、辅酶 A 等药物，增强细胞氧化能力，加速机体解毒排毒。对频繁抽搐、躁动不安者使用安定或冬眠疗法。

4）换血疗法和自血光量子疗法

换血疗法可补充新鲜血液，改善机体缺氧状态，并可清除失活的细胞色素氧化酶和游离的硫化氢，也可使细胞色素氧化酶和谷胱甘肽解离出来，并进一步被激活参与组织生物氧化过程，一般每日 1 次，10 次为一疗程。自血光量子疗法可迅速改善缺氧状态，减轻脑水肿，防止脑细胞损害。

5）眼部治疗

对于眼部污染的患者,用流动清水或生理盐水彻底冲洗后,用复方核黄素滴眼液、贝复舒滴眼液、鱼肝油滴眼,促进结膜呼吸酶的恢复,改善眼组织的代谢机

煤矿企业从业人员

能,促进膜上皮再生,防止眼结膜粘连。局部用红霉素眼膏和氯霉素眼药水,每2 h 一次,或用醋酸可的松眼药水滴眼,每日数次,预防和控制感染。

3. 劳动能力鉴定

轻度中毒者治愈后恢复原工作;中度中毒者治疗恢复后,根据病情酌情给予休息,一般可恢复原工作;重度中毒者治愈后调离有毒有害作业,对留有神经系统损害等后遗症者,应安排休息和治疗。

(四) 预防措施

1. 开展职业卫生和安全教育

开展职业安全和安全教育,普及自我保护知识和自救、互救技能,这是防止硫化氢职业中毒最有效、最简便的方法之一。通过培训务必使暴露者与救援者掌握下列知识:①熟知什么地方、什么时候可能暴露硫化氢;②不能只凭是否闻及臭鸡蛋味来判定工作场所有无硫化氢气体;③硫化氢的健康危害;④现场急救措施和自我防护措施。

2. 迅速脱离现场

一旦出现眼、呼吸道刺激症状,或头晕、胸闷不适时应迅速脱离现场,可向上风口疏散。反应剧烈或骤然昏倒者应立即进行现场救治,并及时送往医院。

3. 现场救援者的个人防护

现场救援者要注意保护自己的人身安全。救援者更要注意佩戴好个体防护用品,做好个人防护,并严格按照中毒抢救应急预案进行救援,切忌无防护入场救护。

4. 职业健康监护

对暴露于硫化氢的人员应进行上岗前及每年 1 次的职业健康检查,并建立健康档案。凡查出明显的呼吸系统疾病、神经系统疾病、心血管疾病、肝脏疾病、肾脏疾病者,应脱离暴露硫化氢的作业。

第四节　甲　　烷

一、甲烷的性质

(1) 甲烷为无色、无臭、无味、无毒的易燃气体,微溶于水,溶于乙醇、乙醚。

(2) 甲烷相对密度小,常积聚于巷道顶部和孔洞中。水溶性小,但扩散性和渗透性很强,煤层、岩层、采空区中的甲烷能很快地涌到井下巷道中来。

（3）极易燃，爆炸极限在空气中为 5% ~ 15%。甲烷、空气混合物有爆炸性，当甲烷与空气中的氧气混合时，遇明火可发生爆炸，燃烧时生成二氧化碳。

（4）不聚合，应避免受热。

二、甲烷的危害

甲烷对人基本无毒，由呼吸道吸入，大部分以原形呼出，少量在体内可氧化成二氧化碳和水。因其与蛋白质结合的能力极低，故麻醉作用相当弱。但在极高浓度时是一种单纯窒息性气体，因其无味、无臭，高浓度吸入不易察觉。矿井甲烷灾害是煤矿中的重大自然灾害之一，它不仅影响矿井的正常生产，还威胁到井下人员的生命安全。

（一）引起组织缺氧

甲烷在空气中浓度高时，由于空气被置换，氧分压降低会使空气中氧含量降低，引起机体缺氧，矿工处于甲烷浓度为 25% ~ 30% 的空气中即可出现缺氧的一系列临床表现，而产生窒息前症状，如头晕、头痛、乏力、呼吸加速、心率增加、气促、注意力不集中、昏迷，甚至窒息死亡。如不及时脱离现场，患者可迅速死亡。中毒患者均有不同程度的中毒性脑病，中毒严重的患者可能有神经系统后遗症。

（二）甲烷爆炸引起的危害

1. 甲烷爆炸必须具备的条件

甲烷爆炸必须具备 3 个条件：一定浓度的甲烷，一定温度的引火源和一定浓度的氧气。矿井甲烷和空气混合到一定浓度时，遇到火能够发生燃烧或爆炸。明火、煤炭自燃、电气火花、炽热的金属表面、吸烟，甚至撞击或摩擦产生的火花等煤矿井下所能遇到的绝大多数火源都足以引燃甲烷。

2. 甲烷爆炸的危害

甲烷爆炸是煤矿最大的危害。甲烷爆炸就其本质来说，是一定浓度的甲烷与空气中的氧气混合产生的剧烈氧化反应。甲烷爆炸产生的高温高压，促使爆炸源附近的气体以极大的速度向外冲击，造成人员伤亡，破坏巷道和器材设施，扬起大量煤尘并使之参与爆炸，产生更大的破坏力。

3. 对健康的影响

（1）中毒死亡。煤矿甲烷爆炸后生成有害气体，造成人员中毒死亡。

（2）热力烧伤。爆炸引起热力烧伤，热力烧伤绝大部分为同一班组工人同时受伤。烧伤部位多表现在病人暴露部位，如颜面、双手、颈部等部位烧伤。

（3）内脏损伤。以上冲击波的原发性冲击效应常致伤员内脏损伤，最易受损部位为肺及鼓膜，也有腹腔脏器损伤。

（4）机械损伤。甲烷爆炸继发冲击效应引起冒顶，冒顶常致伤员颅脑、胸腹及四肢产生机械损伤。

甲烷爆炸危害的特点是除烧伤面积、深度的不同外，大部分人合并一种或多种复合伤。伤员病情发展迅速，病情复杂、多样。

（5）皮肤接触液化气，因其迅速挥发可引起皮肤局部冻伤。

三、甲烷危害的控制措施

1. 杜绝火源

（1）禁止明火、火花进入井下，禁止携带烟草和点火工具下井，不准抽烟，不准随意打开矿灯，不准无安全措施进行电焊、气焊，严禁穿化纤衣服等，防止甲烷被引燃。

（2）井下应使用防爆的照明灯，并使用无火花手工具。

（3）井下禁止使用电炉。

（4）井下和井口房内不准进行电焊、气焊和使用喷灯焊接等。

（5）高瓦斯或煤与瓦斯突出的掘进工作面，必须实现"三专、两闭锁（风电、甲烷电闭锁）"。

（6）在瓦斯矿井中，要防止铁器撞击产生火花，在处理局部瓦斯时尤应防止铁器撞击。

2. 遵守操作规程

生产过程应严格遵守操作规程，严防发生意外事故，区（队）长、班（组）长必须佩戴甲烷氧气检测仪，班组长还应同时佩戴便携式甲烷检测报警仪。据调查，甲烷氧气检测仪主要在井下停风地点、火区观测或井下通风系统发生变化时用于检查氧气浓度，以及在启封密闭、排放瓦斯、恢复通风的同时检查甲烷、氧气浓度。

3. 通风

（1）严格安全通风和甲烷定期检查制度，使井下甲烷浓度在安全限值以下。

（2）当环境中甲烷浓度达到 2% 时，作业人员应立即撤离现场。

（3）进入下水道等有可能产生甲烷的工作场所时，应充分通风方可进入。

（4）应按照井下作业的规定进行通风、排水、支护和照明。

（5）供给足够的新鲜空气，稀释有害气体并排出井外，创造适宜的气候条件。

4. 温度控制

（1）生产矿井采掘工作面温度不得超过 28 ℃，机电设备硐室的温度不得超过 30 ℃。井工煤矿采掘工作面和机电硐室应当设置温度传感器。

（2）采掘工作面的温度超过 30 ℃，机电设备硐室的空气温度超过 34 ℃时，必须停止作业。

5. 甲烷浓度控制

（1）采掘工作面及其他作业地点风流中甲烷浓度达到 1.0% 时，必须停止用电钻打眼；爆破地点附近 20 m 以内风流中甲烷浓度达到 1.0% 时，严禁爆破。

（2）采掘工作面及其他作业地点风流中、电动机或其开关安设地点附近 20 m 以内风流中的甲烷浓度达到 1.5% 时，必须停止工作，切断电源，撤出人员，进行处理。

（3）采掘工作面及其他巷道内，体积大于 0.5 m³ 的空间内积聚的甲烷浓度达到 2.0% 时，附近 20 m 内必须停止工作，撤出人员，切断电源。

（4）对因甲烷浓度超过规定被切断电源的电气设备，必须在甲烷浓度降到 1.0% 以下时，方可通电启动。

（5）综合采掘工作面应在采煤机和掘进机上安装机载式断电仪，当其附近甲烷浓度达到 1% 时报警，达到 1.5% 时必须停止作业，切断电源。

（6）只有在安装电动机和开关的地点附近 20 m 巷道内的甲烷浓度小于 1% 时，才准通电启动。

6. 地质工作

采取"探、排、引、堵"的技术措施；打前探钻孔，预先探放高压甲烷气源；掌握喷出预兆，及时撤离工作人员；掌握矿压规律，避免矿压集中。

7. 个人防护措施

（1）按照规定佩戴有关的甲烷检测报警仪等仪器。

（2）注意驻留地点，避免在不通风废弃巷道内停留。

（3）井下如果甲烷浓度较高，可使用呼吸防护器。

（4）配备隔冷手套，注意皮肤防护。

（5）配备安全护目镜，加强眼睛防护。

8. 急救与治疗

急性中毒无特效解毒剂，可按缺氧的处理原则进行对症治疗，中毒者立即脱离现场，如立即将患者移至空气新鲜处、平卧、解开上衣及腰带，保暖、保持呼吸道通畅和吸氧。对症治疗可间歇性吸氧，控制抽搐；心跳、呼吸停止时应立即进行心肺复苏。吗啡和巴比妥类药物有抑制呼吸的作用，应禁止使用。注意防止可能出现的脑水肿，必要时作高压氧治疗。

第五章
职业健康监护与职业病诊断、鉴定及待遇

第一节　职业健康监护

一、职业健康监护有关概念

（1）职业健康监护：以预防为目的，根据劳动者的职业接触史，通过定期或不定期的医学健康检查和健康相关资料的收集，连续性地监测劳动者的健康状况，分析劳动者健康变化与所接触的职业病危害因素的关系，并及时将健康检查和资料分析结果报告给用人单位和劳动者本人，以便及时采取干预措施，保护劳动者健康。职业健康监护主要包括职业健康检查、离岗后健康检查、应急健康检查和职业健康监护档案管理等内容。

（2）职业健康检查：通过医学手段和方法，针对劳动者所接触的职业病危害因素可能产生的健康影响和健康损害进行临床医学检查，了解受检者健康状况，早期发现职业病、职业禁忌证以及可能的其他疾病和健康损害的医疗行为。职业健康检查是职业健康监护的重要内容和主要的资料来源。职业健康检查包括上岗前、在岗期间、离岗时的职业健康检查。

（3）职业禁忌证：劳动者从事特定职业或者接触特定职业病危害因素时，比一般职业人群更易于遭受职业病危害和罹患职业病或者可能导致原有自身疾病病情加重，或者在作业过程中诱发可能导致对他人生命健康构成危险的疾病的个人特殊生理或病理状态。

二、职业健康监护的目的

（1）早期发现职业病、职业健康损害和职业禁忌证。

煤矿企业从业人员

（2）跟踪观察职业病及职业健康损害的发生、发展规律及分布情况。

（3）评价职业健康损害与作业环境中职业病危害因素的关系及危害程度。

（4）识别新的职业病危害因素和高危人群。

（5）进行目标干预，包括改善作业环境条件，改革生产工艺，采用有效的防护设施和个人职业病防护用品对职业病患者及疑似职业病和有职业禁忌人员的处理与安置等。

（6）评价预防和干预措施的效果。

（7）为制定或修订卫生政策和职业病防治对策服务。

三、职业健康监护的种类

职业健康监护主要包括职业健康检查、离岗后健康检查、应急健康检查和职业健康监护档案管理等内容。

1. 职业健康检查

职业健康检查分为上岗前职业健康检查、在岗期间职业健康检查和离岗时职业健康检查。

1）上岗前职业健康检查

上岗前职业健康检查的主要目的是发现有无职业禁忌证，建立接触职业病危害因素人员的基础健康档案。上岗前职业健康检查均为强制性职业健康检查，应在开始从事有害作业前完成。下列人员应进行上岗前职业健康检查：①拟从事接触职业病危害因素作业的新录用人员，包括转岗到该种作业岗位的人员；②拟从事有特殊健康要求的作业人员，如高处作业、电工作业、职业机动车驾驶作业等。

2）在岗期间职业健康检查

长期从事规定的需要开展健康监护的职业病危害因素作业的劳动者，应进行在岗期间的定期职业健康检查。定期职业健康检查的目的主要是早期发现职业病病人、疑似职业病病人或劳动者的其他健康异常改变；及时发现有职业禁忌的劳动者；通过动态观察劳动者群体的健康变化，评价工作场所职业病危害因素的控制效果。定期健康检查的周期应根据不同职业病危害因素的性质、工作场所有害因素的浓度或强度、目标疾病的潜伏期和防护措施等因素决定。

3）离岗时职业健康检查

劳动者在准备调离或脱离所从事的职业病危害作业或岗位前，应进行离岗时职业健康检查；主要目的是确定其在停止接触职业病危害因素时的健康状况。如最后一次在岗期间的职业健康检查是在离岗前的 90 d 内，可视为离岗时职业健康检查。

2. 离岗后健康检查

下列情况劳动者需进行离岗后的健康检查：①劳动者接触的职业病危害因素具有慢性健康影响，所致职业病或职业肿瘤常有较长的潜伏期，故脱离接触后仍有可能发生职业病；②离岗后健康检查时间的长短应根据有害因素致病的流行病学及临床特点、劳动者从事该作业的时间长短、工作场所有害因素的浓度等因素综合考虑确定。

3. 应急健康检查

（1）当发生急性职业病危害事故时，根据事故处理的要求，对遭受或者可能遭受急性职业病危害的劳动者，应及时组织健康检查。依据检查结果和现场劳动卫生学调查，确定危害因素，为急救和治疗提供依据，控制职业病危害继续蔓延和发展。应急健康检查应在事故发生后立即开始。

（2）从事可能产生职业性传染病作业的劳动者，在疫情流行期或近期密切接触传染源者，应及时开展应急健康检查，随时监测疫情动态。

四、职业健康检查结果的报告与评价

1. 职业健康检查报告的种类

职业健康检查机构应根据相关规定和与用人单位签订的职业健康检查委托协议书，按时向用人单位提交职业健康检查报告。职业健康检查报告分为总结报告、个体结论报告和职业健康监护评价报告三种。职业健康检查报告和评价应遵循法律严肃性、科学严谨性和客观公正性。

1）职业健康检查总结报告

体检总结报告是健康体检机构给委托单位（用人单位）的书面报告，是对本次体检的全面总结和一般分析，内容应包括：受检单位、职业健康检查种类、应检人数、受检人数、检查时间和地点，体检工作的实施情况，发现的疑似职业病、职业禁忌证、其他疾病的人数及汇总名单、处理建议等。个体体检结果可以一览表的形式列出花名册。

2）职业健康检查个体结论报告

每个受检对象的体检表应由主检医师审阅后填写体检结论并签名。体检发现有疑似职业病、职业禁忌证、需要复查者和有其他疾病的劳动者要出具体检结论报告，包括受检者姓名、性别、接触有害因素名称、检查异常所见、本次体检结论和建议等。个体体检结论报告应一式两份，一份给劳动者或受检者指定的人员，一份给用人单位。根据职业健康检查结果，对劳动者个体的体检结论可分为以下5种：

（1）目前未见异常：本次职业健康检查各项检查指标均在正常范围内。

（2）复查：检查时发现与目标疾病相关的单项或多项异常，需要复查确定者，应明确复查的内容和时间。

（3）疑似职业病：检查发现疑似职业病或可能患有职业病，需要提交职业病诊断机构进一步明确诊断者。

（4）职业禁忌证：检查发现有职业禁忌的患者，需写明具体疾病名称。

（5）其他疾病或异常：除目标疾病之外的其他疾病或某些检查指标的异常。

3）职业健康监护评价报告

职业健康监护评价报告是根据职业健康检查结果和收集到的历年工作场所监测资料及职业健康监护过程中收集到的相关资料，通过分析劳动者健康损害和职业病危害因素的关系，以及导致职业病危害的原因，预测健康损害的发展趋势，对用人单位劳动者的职业健康状况作出总体评价，并提出综合改进建议。职业健康检查机构可根据受检单位职业健康监护资料的实际情况及用人单位的委托要求，共同协商决定是否出具职业健康监护评价报告。

2. 职业健康检查结果的汇总和报告

职业健康检查机构应按统计年度汇总职业健康检查结果，并应向卫生行政部门报告，向作业场所职业卫生监督管理部门通报。

五、职业健康监护档案和管理档案

职业健康监护档案是健康监护全过程的客观记录资料，是系统地观察劳动者健康状况的变化，评价个体和群体健康损害的依据，其特征是资料的完整性、连续性。

1. 劳动者职业健康监护档案

主要包括以下内容：①劳动者职业史、既往史和职业病危害接触史；②职业健康检查结果及处理情况；③职业病诊疗等健康资料。

2. 用人单位职业健康监护档案

主要包括以下内容：①用人单位职业卫生管理组织的组成、职责；②职业健康监护制度和年度职业健康监护计划；③历次职业健康检查的文书，包括委托协议书、职业健康检查机构的健康检查总结报告和评价报告；④工作场所职业病危害因素监测结果；⑤职业病诊断证明书和职业病报告卡；⑥用人单位对职业病患者、患有职业禁忌证者、已出现职业相关健康损害劳动者的处理和安置记录；⑦用人单位在职业健康监护中提供的其他资料以及职业健康检查机构记录整理的相关资料；⑧卫生行政部门要求的其他资料。

3. 职业健康监护档案的管理

用人单位应当依法建立职业健康监护档案，并按规定妥善保存。劳动者或劳动者委托代理人有权查阅劳动者个人的职业健康监护档案，用人单位不得拒绝或者提供虚假档案材料。劳动者离开用人单位时，有权索取本人职业健康监护档案复印件，用人单位应当如实、无偿提供，并在所提供的复印件上签章。

职业健康监护档案应有专人管理，管理人员应保证档案只能用于保护劳动者健康的目的，并保证档案的保密性。

六、职业健康检查项目及体检周期

根据《职业健康监护技术规范》（GBZ 188—2014）的基本要求，按照《煤矿作业场所职业病危害防治规定》，与煤炭行业有关的职业健康检查内容如下。

1. 游离二氧化硅粉尘 [结晶型二氧化硅粉尘，又称矽尘（游离二氧化硅含量≥10%的无机性粉尘）]

（1）上岗前检查项目：

① 症状询问：重点询问呼吸系统、心血管系统疾病史、吸烟史及咳嗽、咳痰、喘息、胸痛、呼吸困难、气短等症状。

② 体格检查：内科常规检查，重点检查呼吸系统、心血管系统。

③ 实验室和其他检查：必检项目包括血常规、尿常规、心电图、血清ALT、后前位X射线高千伏胸片或数字化摄影胸片（DR胸片）、肺功能。

（2）在岗期间和离岗时检查项目：

① 症状询问：重点询问咳嗽、咳痰、胸痛、呼吸困难（也可有喘息、咯血）等症状。

② 体格检查：内科常规检查，重点检查呼吸系统和心血管系统。

③ 实验室和其他检查:必检项目包括后前位 X 射线高仟伏胸片或数字化摄影胸片(DR 胸片)、心电图、肺功能;选检项目包括血常规、尿常规、血清 ALT。

（3）检查周期：1 年。

2. 煤尘

（1）上岗前检查项目：

① 症状询问：重点询问呼吸系统、心血管系统疾病史、吸烟史及咳嗽、咳痰、喘息、胸痛、呼吸困难、气短等症状。

② 体格检查：内科常规检查，重点是呼吸系统、心血管系统。

③ 实验室和其他检查：必检项目包括血常规、尿常规、心电图、血清 ALT、后前位 X 射线高仟伏胸片或数字化摄影胸片（DR 胸片）、肺功能。

（2）在岗期间和离岗时检查项目：

① 症状询问：重点询问咳嗽、咳痰、胸痛、呼吸困难（也可有喘息、咯血）等症状。

② 体格检查：内科常规检查，重点是呼吸系统和心血管系统。

③ 实验室和其他检查:必检项目包括后前位 X 射线高仟伏胸片或数字化摄影胸片(DR 胸片)、心电图、肺功能;选检项目包括血常规、尿常规、血清 ALT。

（3）检查周期：2 年。

3. 水泥尘、电焊烟尘

（1）上岗前检查项目：

① 症状询问：重点询问呼吸系统、心血管系统疾病史、吸烟史及咳嗽、咳痰、喘息、胸痛、呼吸困难、气短等症状。

② 体格检查：内科常规检查，重点检查呼吸系统、心血管系统。

③ 实验室和其他检查：必检项目包括血常规、尿常规、心电图、血清 ALT、后前位 X 射线高仟伏胸片或数字化摄影胸片（DR 胸片）、肺功能。

（2）在岗期间和离岗时检查项目：

① 症状询问：重点询问咳嗽、咳痰、胸痛、呼吸困难（也可有喘息、咯血）等症状。

② 体格检查：内科常规检查，重点检查呼吸系统和心血管系统。

③ 实验室和其他检查:必检项目包括后前位 X 射线高仟伏胸片或数字化摄影胸片(DR 胸片)、心电图、肺功能;选检项目包括血常规、尿常规、血清 ALT。

（3）检查周期：2 年。

4. 噪声

（1）上岗前检查项目：内科常规检查、耳科常规检查；实验室和其他检查必检项目包括血常规、尿常规、心电图、血清 ALT、纯音听阈测试，选检项目包括声导抗、耳声发射。

（2）在岗期间和离岗时检查项目：内科常规检查、耳科常规检查；实验室和其他检查必检项目包括纯音气导听阈测试、心电图，选检项目包括纯音骨导听阈测试、声导抗、耳声发射、听觉诱发电反应测听。

（3）检查周期：作业场所噪声 8 h 等效声级≥85 dB，1 年 1 次；作业场所噪声 8 h 等效声级≥80 dB，＜85 dB，2 年 1 次。

（4）噪声作业的职业禁忌证：①各种原因引起的永久性感音神经性听力损失（500 Hz、1000 Hz 和 2000 Hz 中任一频率的纯音气导听阈＞25 dB）；②高频段 3000 Hz、4000 Hz、6000 Hz 双耳平均听阈≥40 dB；③任一耳传导性耳聋，平均语频听力损失≥41 dB。

5. 高温

（1）上岗前检查项目：

① 症状询问：重点询问有无心血管系统、泌尿系统及神经系统症状等。

② 体格检查：内科常规检查，重点进行心血管系统检查。

③ 实验室和其他检查：必检项目包括血常规、尿常规、血清 ALT、心电图、血糖；对选检项目，如有甲亢病史可检查血清游离甲状腺素（FT4）、血清游离三碘甲腺原氨酸（FT3）、促甲状腺激素（TSH）。

（2）在岗期间检查项目：

① 症状询问：重点询问有无心血管系统、泌尿系统及神经系统症状等。

② 体格检查：内科常规检查，重点进行心血管系统检查。

③ 实验室和其他检查：必检项目包括血常规、尿常规、血清 ALT、心电图、血糖；对选检项目，如有甲亢病史可检查血清游离甲状腺素（FT4）、血清游离三碘甲腺原氨酸（FT3）、促甲状腺激素（TSH）。

（3）检查周期：1 年，应在每年高温季节到来之前进行。

（4）职业禁忌证：未控制的高血压；慢性肾炎；未控制的甲状腺功能亢进症；未控制的糖尿病；全身瘢痕面积≥20% 以上（工伤标准的八级）；癫痫。

6. 手传振动

（1）上岗前检查项目：

① 症状询问：有无周围神经、血管系统疾患，雷诺病的症状和病史，以及手部麻木、疼痛、感觉异常等症状；使用手传振动工具职业接触史等。

② 体格检查：内科常规检查重点检查手指、手掌有无肿胀、变白，指关节有无变形，指端感觉，压指试验有无异常等。

③ 实验室和其他检查：必检项目包括血常规、尿常规、血清 ALT、心电图；对选检项目，根据体检情况可选择性进行冷水复温试验、神经肌电图、指端振动觉、指端温度觉等试验。

（2）在岗期间检查项目：

① 症状询问：重点询问有无手指麻木、疼痛、遇寒冷手指变白及感觉异常等症状，以及振动作业接触史和有无个人防护等。

② 体格检查：重点检查手指、手掌有无肿胀、变白，指关节有无变形，压指试验有无异常等。

③ 实验室和其他检查：必检项目包括血常规；选检项目有冷水复温试验（有症状者）、神经肌电图、指端振动觉、指端温度觉试验等。

（3）检查周期：2 年。

（4）职业禁忌证：多发性周围神经病；雷诺病。

7. 氮氧化物

（1）上岗前检查项目：

① 症状询问：重点询问呼吸系统疾病史及相关症状。

② 体格检查：内科常规检查。

③ 实验室和其他检查：必检项目有血常规、尿常规、心电图、血清 ALT、肺功能、胸部 X 射线摄片；选检项目有肺弥散功能。

（2）在岗期间检查项目：

① 症状询问：重点询问呼吸系统疾病史及相关症状。

② 体格检查：内科常规检查。

③ 实验室和其他检查：必检项目有血常规、尿常规、心电图、血清 ALT、肺功能、胸部 X 射线摄片；选检项目有肺弥散功能。

（3）检查周期：1 年。

（4）职业禁忌证：慢性阻塞性肺病；支气管哮喘；慢性间质性肺病。

8. 一氧化碳

（1）上岗前检查项目：

① 症状询问：重点询问中枢神经病史及相关症状。

② 体格检查：内科常规检查、神经系统常规检查。

③ 实验室和其他检查：必检项目有血常规、尿常规、心电图、血清 ALT。

（2）在岗期间检查项目（推荐性）：

① 症状询问：重点询问中枢神经病史及相关症状。

② 体格检查：内科常规检查、神经系统常规检查。

③ 实验室和其他检查：必检项目有血常规、尿常规、心电图、血清 ALT。

（3）检查周期：3 年。

（4）职业禁忌证：中枢神经系统器质性疾病。

9. 硫化氢

（1）上岗前检查项目：

① 症状询问：重点询问中枢神经系统疾病等相关症状。

② 体格检查：内科常规检查、神经系统常规检查。

③ 实验室和其他检查：必检项目有血常规、尿常规、心电图、血清 ALT；选检项目有胸部 X 射线摄片。

（2）在岗期间检查项目（推荐性）：

① 症状询问：重点询问中枢神经系统疾病等相关症状。

② 体格检查：内科常规检查、神经系统常规检查。

③ 实验室和其他检查：必检项目有血常规、尿常规、心电图、血清 ALT；选检项目有胸部 X 射线摄片。

（3）检查周期：3 年。

（4）职业禁忌证：中枢神经系统器质性疾病。

第二节　职业病诊断、鉴定与待遇

一、职业病诊断

（一）职业病诊断机构选择及需要提交的资料

1. 诊断机构选择

劳动者可以选择用人单位所在地、本人户籍所在地或者经常居住地的职业病诊断机构进行职业病诊断。

2. 职业病诊断需要提交的资料

（1）劳动者职业史和职业病危害接触史（包括在岗时间、工种、岗位、接触的职业病危害因素名称等）。

（2）劳动者职业健康检查结果。

（3）工作场所职业病危害因素检测结果。

（4）职业性放射性疾病诊断还需要个人剂量监测档案等资料。

（5）与诊断有关的其他资料。

上述资料主要由用人单位和劳动者提供，也可由有关机构和职业卫生监管部门提供。劳动者进行职业病诊断时，当事人对劳动关系、工种、工作岗位或者在岗时间等职业史、职业病危害接触史有争议的，可向用人单位所在地劳动人事争议仲裁委员会申请仲裁。其他资料，如劳动者不掌握，由职业病诊断机构书面通知用人单位提供。用人单位未在规定时间内提供的，职业病诊断机构可以依法提请安全生产监督管理部门督促用人单位提供。劳动者对用人单位提供的工作场所职业病危害因素检测结果等资料有异议，或者因劳动者的用人单位解散、破产，无用人单位提供上述资料的，职业病诊断机构应当依法提请用人单位所在地安全生产监督管理部门进行调查。

（二）职业病诊断机构和诊断医师的条件

1. 职业病诊断机构条件

职业病诊断应当由省级卫生行政部门批准的医疗卫生机构承担。从事职业病诊断的医疗卫生机构应当具备下列条件：

（1）持有《医疗机构执业许可证》。

（2）具有相应的诊疗科目及与开展职业病诊断相适应的职业病诊断医师等相关医疗卫生技术人员。

（3）具有与开展职业病诊断相适应的场所和仪器、设备。

（4）具有健全的职业病诊断质量管理制度。

2. 职业病诊断医师条件

从事职业病诊断的医师应当具备下列条件，并取得省级卫生行政部门颁发的职业病诊断资格证书：

（1）具有医师执业证书。

（2）具有中级以上卫生专业技术职务任职资格。

（3）熟悉职业病防治法律法规和职业病诊断标准。

（4）从事职业病诊断、鉴定相关工作三年以上。

（5）按规定参加职业病诊断医师相应专业的培训，并考核合格。

职业病诊断医师应当依法在其资质范围内从事职业病诊断工作，不得从事超出其资质范围的职业病诊断工作。

（三）职业病诊断程序及档案

1. 职业病诊断程序

（1）职业病诊断机构在进行职业病诊断时，应当组织三名以上单数职业病诊断医师进行集体诊断。职业病诊断医师应当独立分析、判断并提出诊断意见，任何单位和个人无权干预。

（2）职业病诊断机构在进行职业病诊断时，诊断医师对诊断结论有意见分歧的，应当根据半数以上诊断医师的一致意见形成诊断结论，对不同意见应当如实记录。参加诊断的职业病诊断医师不得弃权。

（3）职业病诊断机构可以根据诊断需要，聘请其他单位职业病诊断医师参加诊断。必要时，可以邀请相关专业专家提供咨询意见。

（4）职业病诊断机构作出职业病诊断结论后，应当出具职业病诊断证明书。

2. 职业病诊断证明书

职业病诊断证明书应当包括以下内容：

（1）劳动者、用人单位基本信息。

（2）诊断结论。确诊为职业病的，应当载明职业病的名称、程度（期别）、处理意见。

（3）诊断时间。

职业病诊断证明书应当由参加诊断的医师共同签署，并经职业病诊断机构审核盖章。职业病诊断证明书一式三份，劳动者、用人单位各一份，诊断机构存档一份。

3. 职业病诊断档案

职业病诊断机构应当建立职业病诊断档案并永久保存，档案应当包括：

（1）职业病诊断证明书。

（2）职业病诊断过程记录，包括参加诊断的人员、时间、地点、讨论内容及诊断结论。

（3）用人单位、劳动者和相关部门、机构提交的有关资料。

（4）临床检查与实验室检验等资料。

（5）与诊断有关的其他资料。

4. 职业病病人或者疑似职业病病人报告

（1）职业病诊断机构发现职业病病人或者疑似职业病病人时，应当及时向所在地卫生行政部门和安全生产监督管理部门报告。

（2）确诊为职业病的，职业病诊断机构可以根据需要，向相关监管部门、用人单位提出专业建议。

职业病报告是职业病统计的基础性工作之一，用人单位和医疗卫生机构及时报告职业病，有利于职业卫生监督管理部门准确掌握职业病发病情况，有针对性地制定防治措施，保障劳动者健康权益。医疗卫生机构将确诊的职业病告知用人单位并向安全生产监督管理部门通报，有利于加强作业场所监管，从源头预防职业病；用人单位将确诊的职业病告知劳动保障部门，有利于落实劳动者工伤保险待遇，保障劳动者的健康及其相关权益。

二、职业病鉴定

法律规定，当事人如果对职业病诊断结果或职业病鉴定结论有异议，可以在接到职业病诊断证明书之日起三十日内，向职业病诊断机构所在地设区的市级卫生行政部门申请鉴定。当事人对设区的市级职业病鉴定结论不服的，可以在接到鉴定书之日起十五日内，向原鉴定组织所在地省级卫生行政部门申请再次鉴定。职业病鉴定实行两级鉴定制，省级职业病鉴定结论为最终鉴定。

（一）职业病鉴定所需材料

职业病鉴定需要以下资料：

（1）职业病鉴定申请书。

（2）职业病诊断证明书，申请省级鉴定的还应当提交市级职业病鉴定书。

（3）卫生行政部门要求提供的其他有关资料。

申请职业病鉴定的当事人应该提供职业病鉴定申请书和职业病诊断证明书（已作首次鉴定的需要提供鉴定书）。职业病鉴定办事机构根据需要可以向原职业病诊断机构或者首次职业病鉴定的办事机构调阅有关的诊断、鉴定材料，也可以向有关单位调取与职业病诊断、鉴定有关的材料。

（二）职业病诊断与鉴定的原则

一是职业病诊断应当按照《职业病防治法》《职业病诊断与鉴定管理办法》有关规定和国家职业病诊断标准，依据劳动者的职业史、职业病危害接触史和工作场所职业病危害因素情况、临床表现以及辅助检查结果等，进行综合分析，由三名以上单数职业病诊断医师进行集体诊断，作出诊断结论。诊断机构独立行使诊断权，并对诊断结论负责。

二是当事人对诊断结论不服，可依法向职业病诊断机构所在地设区的市级卫生行政部门申请鉴定；对设区的市级职业病鉴定结论不服的，可依法向省级卫生行政部门申请再次鉴定。省级鉴定结论为最终鉴定，即一次诊断、两级鉴定。

（三）劳动者在职业病诊断与鉴定过程中享有的权利

（1）选择诊断机构就诊的权利。劳动者可以选择用人单位所在地、本人户籍所在地或者经常居住地的职业病诊断机构进行职业病诊断，进一步扩大了劳动者选择职业病诊断机构的范围。劳动者依法要求进行职业病诊断的，职业病诊断机构应当接诊。

（2）知情权。职业病诊断、鉴定机构应当告知劳动者职业病诊断、鉴定所需材料和程序，并及时告知劳动者诊断、鉴定结果。

（3）申请劳动仲裁的权利。职业病诊断、鉴定过程中，在确认劳动者职业史、职业病危害接触史时，当事人对劳动关系、工种、工作岗位或者在岗时间有争议的，可以依法向用人单位所在地的劳动人事争议仲裁委员会申请仲裁。

（4）异议申诉权利。劳动者对用人单位提供的工作场所职业病危害因素检测结果等资料有异议的，职业病诊断机构应当提请用人单位所在地安全生产监督管理部门进行调查和判定。

（5）选择鉴定专家权。劳动者可以自己或者委托职业病鉴定办事机构从专家库中按照专业类别随机抽取鉴定专家。

（6）隐私受保护权。职业病诊断机构及其相关工作人员应当尊重、关心、爱护劳动者，保护劳动者的隐私。

（四）有关部门和机构在职业病诊断与鉴定中的责任

职业病诊断与鉴定工作涉及的机构和部门较多。除诊断、鉴定机构外，诊断与鉴定工作过程还涉及安全生产监督管理部门和劳动人事争议仲裁委员会等机构和组织，需要各个部门的支持和配合。

在督促用人单位履行职业病诊断的举证义务时，需要安全生产监督管理部门督促用人单位提交已掌握的诊断与鉴定所需材料。此外，在协助取证方面诊断机构也需要安全生产监督管理部门的支持和配合（如提请安全生产监督管理部门组织对工作场所进行现场调查）。

劳动者与用人单位对职业病诊断所需的证据材料存在异议时，需要由安全生产监督管理部门和劳动人事争议仲裁委员会进行判定或裁定。一是劳动者对用人单位提供的工作场所职业病危害因素检测结果等资料有异议，或者因劳动者的用人单位解散、破产，无用人单位提供上述资料的，职业病诊断机构应当提请安全生产监督管理部门进行调查和判定。二是当事人对劳动关系、工种、工作岗位或在岗时间有争议的，由当事人向劳动人事争议仲裁委员会申请仲裁。三是劳动者和有关机构也应当提供与职业病诊断、鉴定有关的资料。劳动者进行首次鉴定时，原诊断机构要提供职业病诊断时的有关材料；进行再次鉴定时，首次鉴定的办事机构要提供首次鉴定时的有关材料。

三、职业病相关待遇

职业病属于工伤的范畴，是工伤之一，因此享受工伤待遇。职业病患者可以享受医疗待遇（全额报销医疗费、住院伙食补助费、护理费、停工留薪期工资、配置辅助器具、康复性治疗）、一次性伤残补助金、伤残津贴、就业医疗补助金、护理费等。通常情况下，职业病职工各项补助待遇可以一次性享受，也可逐年领取至退休。

（一）患有职业病的职工可以享受医疗待遇

医疗待遇包括：①全额报销医药费；②住院伙食补助费，职工住院治疗，由所在单位按照本单位因公出差伙食补助标准的 70% 发给住院伙食费；③配置辅助器具；④在停工留薪期内，原工资待遇不变，由所在单位按月支付；⑤护理费，生活护理费按照生活完全不能自理、生活大部分不能自理或生活部分不能自理 3 个不同等级支付，其标准分别为统筹地区上年度职工月平均工资的 50%、40% 或 30%；⑥一次性伤残补助金、伤残津贴、就业医疗补助金。

（二）伤残待遇

职工发生职业病，经治疗伤情相对稳定后存在残疾、影响劳动能力的，应当进行劳动能力鉴定。劳动能力鉴定是指劳动功能障碍程度和生活自理障碍程度的鉴定（即伤残鉴定）。劳动功能障碍分为 10 个伤残等级，最重的为一级，最轻的为十级。生活自理障碍分为 3 个等级：生活完全不能自理、生活大部分不能自理和生活部分不能自理。不同伤残度的职业病患者享受的工伤待遇也不同。

1. 一至四级伤残待遇

职工因职业病致残被鉴定为一至四级伤残的，保留劳动关系，退出工作岗位，享受以下待遇：

（1）从工伤保险基金按伤残等级支付一次性伤残补助金，标准如下：一级伤残为 24 个月的本人工资（本人工资是指患职业病前 12 个月平均缴费工资，本人工资高于统筹地区职工平均工资 300% 的，按照统筹地区职工平均工资的 300% 计算；本人工资低于统筹地区职工平均工资 60% 的，按照统筹地区职工平均工资的 60% 计算），二级伤残为 22 个月的本人工资，三级伤残为 20 个月的本人工资，四级伤残为 18 个月的本人工资。

（2）从工伤保险基金按月支付伤残津贴，标准如下：一级伤残为本人工资的 90%，二级伤残为本人工资的 85%，三级伤残为本人工资的 80%，四级伤残为本人工资的 75%。伤残津贴实际金额低于当地最低工资标准的，由工伤保险基金补足差额。

（3）患有职业病的职工达到退休年龄并办理退休手续后，停发伤残津贴，享受基本养老保险待遇。基本养老保险待遇低于伤残津贴的，由工伤保险基金补足差额。

在领取伤残津贴期间，用人单位和职工个人以伤残津贴为基数，按规定缴纳基本养老保险费和基本医疗保险费，扣除个人缴纳的基本养老保险费和基本医疗保险费后，伤残津贴实际金额低于当地最低工资标准的，由工伤保险基金补足差额。

2. 五级和六级伤残待遇

职工因职业病致残被鉴定为五级、六级伤残的，享受以下待遇。

（1）从工伤保险基金按伤残等级支付一次性伤残补助金，标准如下：五级伤残为 16 个月的本人工资，六级伤残为 14 个月的本人工资。

（2）保留与用人单位的劳动关系，由用人单位安排适当工作。难以安排工作的，由用人单位按月发给伤残津贴，标准如下：五级伤残为本人工资的 70%，六级伤残为本人工资的 60%，并由用人单位按照规定为其缴纳应缴纳

煤矿企业从业人员

的各项社会保险费。伤残津贴实际金额低于当地最低工资标准的，由用人单位补充差额。

职工因职业病致残被鉴定为五级、六级伤残的，经本人提出，该职工可与用人单位解除或终止劳动关系，由用人单位支付一次性工伤医疗补助金和伤残就业补助金，停发伤残津贴。一次性工伤医疗补助金的标准：五级伤残为统筹地区上年度职工月平均工资的18倍，六级伤残为16倍；一次性伤残就业补助金的标准：五级伤残为统筹地区上年度职工月平均工资的34倍，六级伤残为28倍。

3. 七至十级伤残待遇

（1）从工伤保险基金按伤残等级支付一次性伤残补助金，标准如下：七级伤残为12个月的本人工资，八级伤残为10个月的本人工资，九级伤残为8个月的本人工资，十级伤残为6个月的本人工资。

（2）劳动合同期满终止或职工提出解除劳动合同的，由用人单位支付一次性工伤医疗补助金和伤残就业补助金。一次性工伤医疗补助金的标准：七级伤残为统筹地区上年度职工月平均工资的14倍，八级伤残为12倍，九级伤残为10倍，十级伤残为8倍；一次性伤残就业补助金的标准：七级伤残为统筹地区上年度职工月平均工资的20倍，八级伤残为16倍，九级伤残为12倍，十级伤残为8倍。

（3）鉴定为五至十级伤残的职业病职工因合同期满与用人单位终止劳动关系或由职工提出解除劳动关系时，距法定退休年龄不足5年、4年以上（含4年）的，一次性工伤医疗补助金全额支付，伤残就业补助金按全额的80%支付。以此类推，距法定退休年龄相差年数每减少1年伤残就业补助金递减20%，距法定退休年龄不足1年的，按10%支付。

（三）职工因职业病死亡可享受的待遇

（1）丧葬补助金按当地上年度职工月平均工资的6倍计发。

（2）按规定可以享受供养直系亲属定期抚恤金的，其配偶每月按照当地上年度职工月平均工资的40%发给，其他供养直系亲属每人每月按照30%发给，孤寡老人或孤儿每人每月在上述标准的基础上增发10%，抚恤金总金额不得超过死者本人工资。

第五章　职业健康监护与职业病诊断、鉴定及待遇

第六章
劳动防护用品管理

第一节 概　　述

劳动防护用品是指由用人单位为劳动者配备的，使其在劳动过程中免遭或者减轻事故伤害及职业病危害的个体防护装备。劳动防护用品是由用人单位提供的，保障劳动者安全与健康的辅助性、预防性措施，不得以劳动防护用品替代工程防护设施和其他技术、管理措施。

2015 年 5 月 29 日，国家安全监管总局决定自 2015 年 7 月 1 日废止《劳动防护用品监督管理规定》(国家安全监管总局令第 1 号)。为加强用人单位劳动防护用品的管理，保护劳动者的生命安全和职业健康，国家安全监管总局于 2015 年 12 月 29 日制定发布了《用人单位劳动防护用品管理规范》。

一、对劳动防护用品的总体要求

(1) 用人单位应当健全管理制度，加强劳动防护用品配备、发放、使用等管理工作。用人单位应当安排专项经费用于配备劳动防护用品，不得以货币或者其他物品替代。该项经费计入生产成本，据实列支。

(2) 用人单位应当为劳动者提供符合国家标准或者行业标准的劳动防护用品。使用进口的劳动防护用品，其防护性能不得低于我国相关标准。鼓励用人单位购买、使用获得安全标志的劳动防护用品。

(3) 劳动者在作业过程中，应当按照规章制度和劳动防护用品使用规则，正确佩戴和使用劳动防护用品。

(4) 用人单位使用的劳务派遣工、接纳的实习学生应当纳入本单位人员统一管理，并配备相应的劳动防护用品。对处于作业地点的其他外来人员，必须按照与进行作业的劳动者相同的标准，正确佩戴和使用劳动防护用品。

二、劳动防护用品分类

（1）防御物理、化学和生物危险、有害因素对头部伤害的头部防护用品。

（2）防御缺氧空气和空气污染物进入呼吸道的呼吸防护用品。

（3）防御物理和化学危险、有害因素对眼面部伤害的眼面部防护用品。

（4）防噪声危害及防水、防寒等的听力防护用品。

（5）防御物理、化学和生物危险、有害因素对手部伤害的手部防护用品。

（6）防御物理和化学危险、有害因素对足部伤害的足部防护用品。

（7）防御物理、化学和生物危险、有害因素对躯干伤害的躯干防护用品。

（8）防御物理、化学和生物危险、有害因素损伤皮肤或引起皮肤疾病的护肤用品。

（9）防止高处作业劳动者坠落或者高处落物伤害的坠落防护用品。

（10）其他防御危险、有害因素的劳动防护用品。

三、劳动防护用品采购、发放、培训及使用

（1）用人单位应当根据劳动者工作场所中存在的危险、有害因素种类及危害程度、劳动环境条件、劳动防护用品有效使用时间制定适合本单位的劳动防护用品配备标准，并根据劳动防护用品配备标准制定采购计划，购买符合标准的合格产品。购买劳动防护用品时应当查验并保存劳动防护用品检验报告等质量证明文件的原件或复印件。对于已经采购的劳动防护用品，用人单位应当确保其存储条件，并保证其在有效期内。

（2）用人单位应当按照本单位制定的配备标准发放劳动防护用品，并做好登记。

（3）用人单位应当对劳动者进行劳动防护用品的使用、维护等专业知识的培训。督促劳动者在使用劳动防护用品前，对劳动防护用品进行检查，确保外观完好、部件齐全、功能正常。同时，用人单位应当定期对劳动防护用品的使用情况进行检查，确保劳动者正确使用。

第二节　劳动防护用品选择的基本原则

用人单位应按照识别、评价、选择的程序（图6-1），结合劳动者作业方式和工作条件，并考虑其个人特点及劳动强度，选择防护功能和效果适用的劳动防护用品。

（1）接触粉尘、有毒、有害物质的劳动者应当根据不同粉尘种类、粉尘浓度及游离二氧化硅含量和毒物的种类及浓度配备相应的呼吸器、防护服、防护手套和防护鞋等。具体可参照《呼吸防护用品自吸过滤式防颗粒物呼吸器》（GB 2626）、《呼吸防护用品的选择、使用及维护》（GB/T 18664）、《防护服装化学防护服的选择、使用和维护》（GB/T 24536）、《手部防护　防护手套的选择、使用和维护指南》（GB/T 29512）和《个体防护装备足部防护鞋（靴）的选择、使用和维护指南》（GB/T 28409）等标准。

工作场所存在高毒物品目录中的确定人类致癌物质，当浓度达到其1/2职业接触限值（PC-TWA或MAC）时，用人单位应为劳动者配备相应的劳动防护用品，并指导劳动者正确佩戴和使用。

（2）接触噪声的劳动者当暴露于80 dB ≤ $L_{EX,8h}$ < 85 dB 的工作场所时，用人单位应当根据劳动者需求为其配备适用的护听器；当暴露于 $L_{EX,8h}$ ≥ 85 dB 的工作场所时，用人单位必须为劳动者配备适用的护听器，并指导劳动者正确佩戴和使用。具体可参照《护听器的选择指南》（GB/T 23466）。

（3）工作场所中存在电离辐射危害的，经危害评价确认劳动者需佩戴劳动防护用品的，用人单位可参照电离辐射的相关标准及《个体防护装备配备基本要求》（GB/T 29510）为劳动者配备劳动防护用品，并指导劳动者正确佩戴和使用。

（4）从事存在物体坠落、碎屑飞溅、转动机械和锋利器具等作业的劳动者，用人单位还可参照《个体防护装备选用规范》（GB/T 11651）、《头部防护安全帽选用规范》（GB/T 30041）和《坠落防护装备安全使用规范》（GB/T 23468）等标准，为劳动者配备适用的劳动防护用品。

（5）同一工作地点存在不同种类的危险、有害因素的，应当为劳动者同时提供防御各类危害的劳动防护用品。需要同时配备的劳动防护用品，还应考虑其可兼容性。劳动者在不同地点工作，并接触不同的危险、有害因素，或接触不同的危害程度的有害因素的，为其选配的劳动防护用品应满足不同工作地点的防护需求。

（6）劳动防护用品的选择还应当考虑其佩戴的合适性和基本舒适性，根据个人特点和需求选择适合型号、式样。

（7）用人单位应当在可能发生急性职业损伤的有毒、有害工作场所配备应急劳动防护用品，放置于现场临近位置并有醒目标识。用人单位应当为巡检等流动性作业的劳动者配备随身携带的个人应急防护用品。

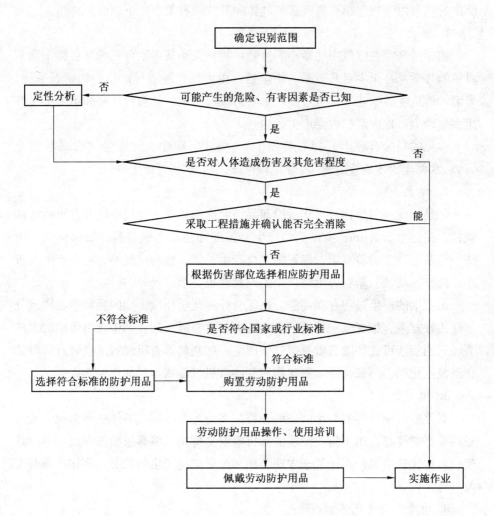

图6-1 劳动防护用品选择程序

第三节　呼吸防护用品的选择、使用与管理

一、呼吸危害的分类和识别

空气污染物分两大类，一类是颗粒物，另一类是气态物质。一般工作场所中常见的颗粒物是粉尘、烟、雾这三种颗粒物。颗粒物也称作气溶胶。工作场所中的气态污染物包括有毒有害的气体和蒸气两种类型。下面分别介绍。

1. 粉尘

粉尘是悬浮在空气中的微小固体颗粒物，大小从肉眼可见的几百微米到不可见的几微米甚至零点几微米。粉尘通常由大块物料破碎产生；如矿石采掘、研磨、铸造喷砂、建筑，也可由粉末物料散逸产生，如粉料包装和运输中可产生大量粉尘，地面清扫也会产生扬尘。

常见的粉尘有矽尘（即石英粉尘）、煤尘、矿尘、打磨尘（含磨料和金属）、水泥尘、木粉尘、棉尘、药尘、石棉尘、矿物纤维尘等。

2. 烟

烟是物质高温熔化、汽化后冷却凝结而成的悬浮于空气中的非常小的固体颗粒，往往小于 1 μm，所以烟的产生会伴随加热或燃烧过程，如焊接烟、冶炼、铸造等产生的铸造烟，建筑物燃烧产生的烟，修马路铺沥青时会产生沥青烟；此外，柴油、塑料等燃烧产生的颗粒物也是烟。

由于烟的产生过程存在高温，往往会伴随化学反应，烟的颗粒中物质成分不仅比较复杂，如焊烟和铸造烟会含有大量重金属，沥青烟中含有致癌的多环芳烃；而且还可能伴随有毒有害气体产生，如塑料等有机材料的燃烧过程可能伴随氮氧化物、一氧化碳、氟化物和某些有机气体或蒸气的产生。

3. 雾

雾是空气中悬浮的微小液态的微粒，多为蒸气冷凝或液体喷洒而成。最常见的雾是喷漆雾，由于构成漆雾的有机溶剂易挥发，漆雾还会挥发出有毒的蒸气；其他比较常见的雾还见于农药喷洒和金属酸洗产生的酸雾，往往也都有挥发气体产生。

4. 有毒、有害气体

有毒、有害气体是在常温常压下以气态存在的物质，它们各有特点。

有些气体对呼吸道具有刺激性，如氨气、氯气和二氧化硫，这种刺激性也有一定的警示性。而有些气体的警示性却很差，如二氧化氮只有在高浓度下（超过职业卫生标准）才有气味，类似的是氰化氢，有些人天生闻不到氰化氢的苦杏仁味，即便可以闻到，氰化氢的浓度也已经超过了职业卫生标准；一氧化碳完全无色无味，无警示性，非常有害；硫化氢虽有臭鸡蛋气味，但会导致嗅觉疲劳，即在接触高浓度和浓度逐渐升高的硫化氢时，人会因为嗅觉疲劳而感觉不到味道，所以硫化氢的警示性也很差。有些气体经皮肤吸收导致中毒，如氰化氢，而氟化氢对皮肤具有强烈的腐蚀性，等等。各种气体在空气中可以随空气运动，扩散速度非常快，往往不被察觉。

5. 有毒、有害蒸气

有毒、有害蒸气也是气态的空气污染物，是常温常压下以固体或液体存在的物质蒸发所产生的气体。最常见的蒸气就是各种有机溶剂挥发物，如苯、甲醛、油漆稀料和汽油等，所以前面讲过的喷漆作业就是典型的接触有机蒸气的作业，其他还包括涂胶水、涂漆、印刷、溶剂清洗等。

很多有机蒸气都有气味或刺激性，具有一定的警示性，但和有毒、有害气体一样，也有很多蒸气的警示性很差，如致癌物苯的芳香气味被闻到的浓度水平通常已经超过安全限值，而金属汞产生的蒸气无色无味、毒性很高。很多有机蒸气不仅可通过呼吸道进入人体，危害健康，还可经过皮肤吸收，导致中毒，如苯、甲苯、正己烷等。

6. 缺氧环境

另外，还有一种极端危险的呼吸危害——缺氧环境，即当空气中氧气体积百分比浓度低于 19.5% 时，就构成缺氧环境。缺氧能使人神志不清，判断力和活动力下降，严重时造成身体永久伤害甚至死亡。

造成缺氧的原因很多，除了因海拔提高这种自然因素外，一个典型场所就是进入有限空间。当作业处于封闭狭小空间，通风不良，其中有耗氧的化学反应或燃烧发生时，就可造成氧气含量下降，或当空气中有其他气体涌入，将氧气置换掉时，也会造成缺氧。典型的有可能产生缺氧环境的有限空间包括：地井、下水道系统、船舱、气罐、反应斧和化学品运输管道、锅炉或炉窑、槽罐车、地窖、地道等。

二、呼吸防护用品的基本分类

呼吸防护作为个人防护措施，是在作业场所危害识别和评价的基础上，并在采取工程控制和管理措施，尽量降低污染源污染物的散发，降低空气污染物的危害水平的基础上，当剩余的空气污染物浓度仍然超过职业卫生标准（GBZ 2.1—2007）规定的限值，说明作业环境对劳动者健康仍构成危害时所采取的最后一道防御性措施。

呼吸防护用品是防御缺氧空气和空气污染物进入呼吸道的防护用品，产品种类繁多。选择呼吸防护用品，首先要了解这类产品的特点和功能，然后根据呼吸危害的特点和水平，选择适宜的和有效的呼吸防护措施。

呼吸防护用品也称呼吸器，主要分两大类，即空气过滤式和供气式（也叫隔绝式）（图 6－2）。过滤式呼吸器依靠过滤元件将空气污染物过滤掉，然后用于呼吸，因此呼吸的空气来自污染环境。过滤式中最常见的是自吸过滤式呼吸器，另一类是动力送风过滤呼吸器。自吸过滤式呼吸器靠使用者自主呼吸克服过滤元件的阻力。

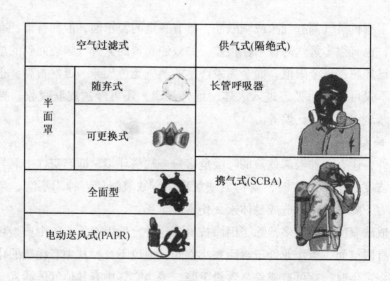

图 6－2 呼吸防护用品分类

随弃式防颗粒物面罩或口罩使用过滤材料做成面罩本体，覆盖口鼻或口鼻下巴，属于半面罩，另一类半面罩使用可更换过滤元件，叫作可更换式半面罩。全面罩能够覆盖人的眼睛、口鼻和下巴，也使用可更换的过滤元件。可更换过滤元件包括防颗粒物、防有毒有害气体或活蒸气，或尘毒组合防护。

使用自吸过滤式呼吸器时的呼吸阻力主要来自过滤元件，吸气时面罩内压力低于环境气压，也称负压式呼吸器。如果面罩和人脸密合不好，污染的空气就会从泄漏部位进入呼吸道，因此自吸过滤式呼吸器面罩与脸部的适配性是非常重要的。

动力送风呼吸器也是过滤式呼吸器的一种，主要靠随身携带的电池驱动电机，克服过滤元件的阻力，将过滤后的空气送到面罩、头罩或头盔内供呼吸；如果设计的送风量能超过人中等劳动强度下的呼吸量，即接近 110 L/min 时，不仅降低了呼吸阻力，而且在吸气过程中相对于环境气压可以维持正压水平，有利于减少外界污染物向内的泄漏，因此又被称作正压呼吸器。

供气式呼吸器又称隔绝式呼吸器，呼吸的空气来自污染环境之外，使用者的呼吸道完全与污染空气隔绝。长管呼吸器依靠一根长长的空气导管将外界的洁净空气输送给使用者呼吸，如果靠使用者自主吸气导入外界空气的设计，就是自吸式长管，是负压式的；如果靠气泵或高压空气源连续输送，就是正压式的。

使用携气式呼吸器时，呼吸的空气来自使用者自己携带的空气瓶内的高压空气，经过降压后输送到全面罩内呼吸。我们经常会看到消防员在灭火或抢险救援时使用这种呼吸器。

三、呼吸防护用品的构造和特点

在这么多种呼吸器中，最常用的就是自吸过滤式呼吸器，包括随弃式口罩、可更换式半面罩和可更换式全面罩。下面分别介绍这 3 种自吸过滤式呼吸器的基本构造和特点。

1. 随弃式口罩

随弃式口罩是一类很常见的防颗粒物呼吸器，也称防尘口罩，如图 6 - 3 所示。通常有杯罩式和折叠式两大类设计，其中折叠式的口罩便于携带，可以提供单个包装，便于储存。

随弃式口罩通常靠上下两根头带固定，但也有一些是耳带设计，以满足使用者的偏好。另外，如果头带材料中含有天然橡胶成分，选择时应注意这会引起少数人过敏。为满足不同脸型使用者的需要，有些产品也设计了不同型号供选择。

根据应用环境或工作要求的不同，有些口罩选材会更舒适耐用一些，有些则简单一些，用于低强度作业。对于一些高温、高湿应用环境，增设降低呼气阻力，利于排湿的呼气阀的设计更满足使用者的需要，而为焊接作业设计的口罩表面材料还可以做抗火花处理，以避免口罩被灼烧而提早报废；有些口罩增加了除异味功能，即针对某些低浓度的（浓度不超过职业卫生标准）有机蒸气或酸性气体环境，为消除异味所带来的不舒适感，在防尘口罩滤材上增加一层活性炭层，可以过滤少量低浓度的气体异味，和使用防毒面具比，具有轻便、舒适和有效的特点。但这类除异味口罩不能用于有毒、有害气体或蒸气超标的环境。

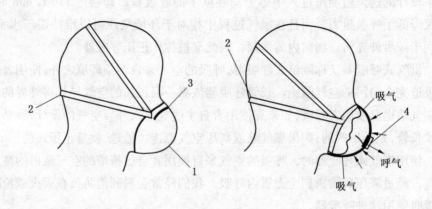

1—面罩体；2—头带；3—鼻夹；4—呼气阀

图 6-3　随弃式口罩

2. 可更换式半面罩

可更换式半面罩（图 6-4）头带固定系统要求为可调节，一般会设置吸气阀和呼气阀，吸气时空气经过滤元件过滤，若设有吸气阀，经过滤的气体经吸气阀进入面罩内的口鼻区，呼出的气体经过呼气阀直接排出面罩外。可更换式半面罩通常会设计不同型号，如大、中、小三个型号，或大中和中小两个型号，以方便使用者选择。

可更换式半面罩有些设计为单纯防颗粒物功能或单纯防气体功能，有些则允许同一面罩选择防颗粒物或防气体的过滤元件，既可以防毒，也可以防尘，或尘毒组合。从过滤元件数量上看，可更换式半面罩通常分双过滤元件设计和单过滤元件设计两类，它们各有优势。双过滤元件具有吸气阻力较低、过滤元件防护容量大的优势，适合较高强度或较高浓度作业；单过滤元件的面罩总体重量较低，结构紧凑，一次只需更换一个过滤元件。在选材上，面罩有橡胶材质和硅胶材质供选择。橡胶材料容易吸油，在高热环境下由于使用者出汗、出油，造成面罩老化，而硅胶材料则更耐用，使用寿命更长；但如果橡胶材料中含有天然橡胶成分，则应注意会导致少数人过敏。此外，在头带系统设计上，有些产品还考虑到同时使用安全帽条件下的摘脱问题，设计了可以不摘帽子摘面罩的面罩。

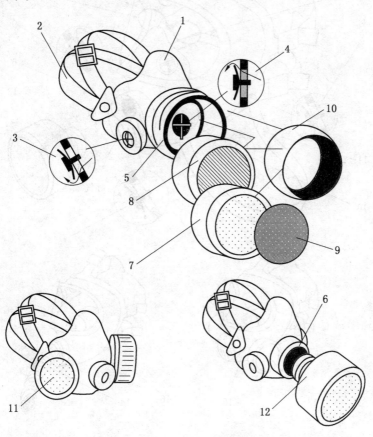

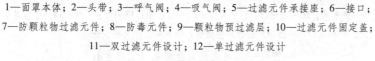

1—面罩本体；2—头带；3—呼气阀；4—吸气阀；5—过滤元件承接座；6—接口；
7—防颗粒物过滤元件；8—防毒元件；9—颗粒物预过滤层；10—过滤元件固定盖；
11—双过滤元件设计；12—单过滤元件设计

图6-4　可更换式半面罩

3. 可更换式全面罩

可更换式全面罩分大眼窗设计（参见图6-5）和双眼窗设计两类（参见图6-6）。

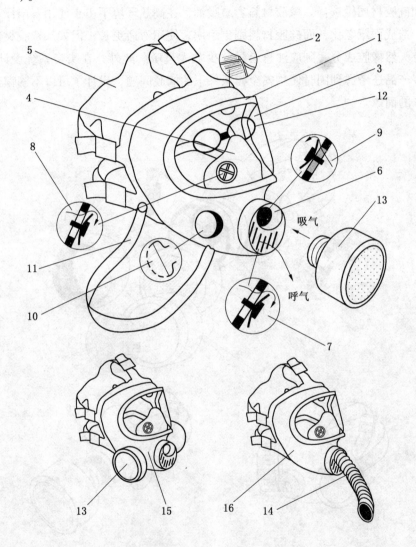

1—面罩本体；2—面罩密封垫；3—面镜；4—内层鼻罩；5—头带；6—接口；7—呼气阀；
8、9—吸气阀；10—通话器；11—颈带；12—眼镜架；13—过滤元件；14—呼吸导管；
15—双过滤元件设计；16—单过滤元件设计

图6-5 可更换式全面罩（大眼窗）

可更换式全面罩的头带固定系统是可调的，一般都会设置吸气阀和呼气阀，有些面罩内设有口鼻罩，口鼻罩上另设吸气阀，有些靠呼吸导管连接过滤元件与面罩，过滤元件一般在腰间携带；有的还在面罩内设置眼镜架或通话器，眼镜架供带校正镜片的人员使用，通话器能改善通话清晰度，适用于对通话质量有一定要求的场所。吸气时空气经过过滤元件过滤，若设有呼吸导管，经过滤的气体经呼吸导管及吸气阀进入面罩内，或经过口鼻罩上的吸气阀进入口鼻区，呼出的气体经过呼气阀直接排出。同样，可更换式全面罩通常也会提供不同型号供选择。

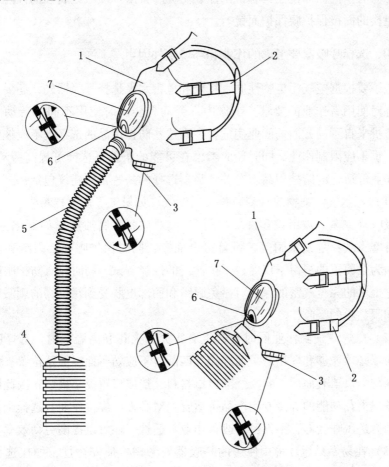

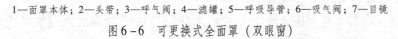

1—面罩本体；2—头带；3—呼气阀；4—滤罐；5—呼吸导管；6—吸气阀；7—目镜

图 6-6　可更换式全面罩（双眼窗）

通常大眼窗设计的全面罩具有视野宽的优势，已越来越多地被使用者所接受；双眼窗的面罩有些设计为头套时，和脸部的密合区域较大，容易取得较好的密合，但舒适性较差。由于全面罩的固定系统比半面罩能承受更大的重量，全面罩的过滤元件可以有不同容量选择，如大型滤罐，防护容量比滤盒高，更适合高浓度环境。和半面罩一样，全面罩也有双过滤元件设计和单过滤元件设计，前者吸气阻力较低，舒适性高。在选材方面，全面罩也有硅胶材质的产品，比普通橡胶材料更耐用。全面罩的面镜材料具有抗冲击功能，可提供眼睛的防护。有些产品面镜还具有抗刮擦、防雾、抗溶剂喷溅或腐蚀的性能，或通过可更换的面镜保护膜保护面镜。

四、选择呼吸器要考虑的作业和环境条件因素

除了要根据空气污染物性质、特点和危害水平选择呼吸器外，还要关注作业条件对使用者作业的要求。工作中，劳动者会同时使用不同的劳动防护用品，防护来自不同方面的职业病危害，而这些防护用品的选择既不应彼此相互妨碍，也不应限制作业，同时还应考虑在可能的条件下选择可提高劳动效率、改善作业舒适性的防护用品。有关呼吸器选择的一些常用建议包括：

（1）若空气污染物同时刺激眼睛或皮肤（如氨气、矿物棉粉尘），或可经皮肤吸收（如苯、溴甲烷和许多农药），或对皮肤有腐蚀性（如氟化氢），或存在打磨飞溅物危及眼睛等，可首选全面罩，同时保护呼吸、眼睛和面部皮肤。因为全面罩的视窗不仅经过了抗冲击的性能测试，同时具有防护眼睛的作用，它提供的完全气密的保护可避免眼睛和面部皮肤受到污染物的刺激以及经皮肤和眼黏膜的吸收。

（2）电焊或气割作业同时会产生有害光、火花和高温辐射，选择的呼吸防护面罩必须能够和焊接防护面屏相互匹配，不应妨碍面屏佩戴位置；焊接火花溅到防尘口罩表面后，容易烧穿口罩材料，造成口罩提早报废，因此使用选材具备抗火花功能的焊接专用产品更适合；对高强度焊接作业，选择配焊接面屏的动力送风呼吸器，不仅可以改善作业舒适性，还可以提高劳动效率。

（3）在易燃易爆环境中使用的呼吸器要考虑本质安全性，如在选择电动送风呼吸器时必须使用本质安全设计的电机。

（4）高温、高湿作业环境可考虑选择带有降温功能的供气式呼吸防护，可同时降低作业人员承受的热应激，并注意选择耐老化、耐腐蚀的硅胶呼吸器

面罩。

（5）选择长管呼吸器时需考虑作业地点的设备布局、人员或机动车等流动情况，注意气源与作业点之间的距离，空气管的布置方法不能妨碍其他作业人员作业，避免供气管被意外切断等因素。

（6）高强度、长时间作业，应选择呼吸阻力较低的呼吸防护用品，如双过滤元件设计的面罩、带呼气阀的口罩或同类产品中阻力较低的产品。

（7）若作业有清楚的视觉需求，应选择宽视野的面罩；若需要清楚的语言交流，应有适宜的通话功能。

第四节　护听器的选择、使用与管理

噪声是最常见的职业病危害之一，尤其是制造业。噪声易于辨别，可以测定，且绝大多数情况下是可以控制的，但需要很大的投资。面对噪声危害，听力保护不仅可以有效地保护听力，也能消除噪声对人体的其他健康损害。换句话说，只要听觉系统得到了保护，噪声就不至于引起身体其他系统的疾病。

为保护噪声环境中职工的身体健康，预防职业噪声导致的听力损失和噪声聋的发生，根据《劳动法》及《职业病防治法》的有关规定，卫生部于1999年12月24日颁布了《工业企业职工听力保护规范》，为工业企业开展职工的听力保护工作奠定了基础。

《工业企业职工听力保护规范》中规定，企业应结合自身实际情况制定本企业的职工听力保护计划，并指定受过专门培训的人员负责组织实施。听力保护的内容包括噪声监测、听力测试与评定、工程控制措施、护听器的要求与使用、职工培训以及记录保存等方面内容。

企业应对噪声进行监测，依据 GBZ 2.2—2007 对噪声职业接触限值的规定，即每天工作 8 h 等效 A 声级不应超过 85 dB（A），对噪声暴露超标的人群应将监测结果告知，并对这部分劳动者进行基础听力测定和定期跟踪听力测定，配备具有足够声衰减值、佩戴舒适性的护听器，定期进行听力保护培训、检查护听器使用和危害情况，确保听力保护效果。若职工暴露的噪声大于或等于 90 dB（A），应优先考虑采用工程控制措施降低危害水平。

附录 1
煤矿作业场所职业病危害防治规定

第一章 总 则

第一条 为加强煤矿作业场所职业病危害的防治工作，强化煤矿企业职业病危害防治主体责任，预防、控制职业病危害，保护煤矿劳动者健康，依据《中华人民共和国职业病防治法》、《中华人民共和国安全生产法》、《煤矿安全监察条例》等法律、行政法规，制定本规定。

第二条 本规定适用于中华人民共和国领域内各类煤矿及其所属为煤矿服务的矿井建设施工、洗煤厂、选煤厂等存在职业病危害的作业场所职业病危害预防和治理活动。

第三条 本规定所称煤矿作业场所职业病危害（以下简称职业病危害），是指由粉尘、噪声、热害、有毒有害物质等因素导致煤矿劳动者职业病的危害。

第四条 煤矿是本企业职业病危害防治的责任主体。

职业病危害防治坚持以人为本、预防为主、综合治理的方针，按照源头治理、科学防治、严格管理、依法监督的要求开展工作。

第二章 职业病危害防治管理

第五条 煤矿主要负责人（法定代表人、实际控制人，下同）是本单位职业病危害防治工作的第一责任人，对本单位职业病危害防治工作全面负责。

第六条 煤矿应当建立健全职业病危害防治领导机构，制定职业病危害防治规划，明确职责分工和落实工作经费，加强职业病危害防治工作。

第七条 煤矿应当设置或者指定职业病危害防治的管理机构，配备专职职业卫生管理人员，负责职业病危害防治日常管理工作。

第八条　煤矿应当制定职业病危害防治年度计划和实施方案，并建立健全下列制度：

（一）职业病危害防治责任制度；

（二）职业病危害警示与告知制度；

（三）职业病危害项目申报制度；

（四）职业病防治宣传、教育和培训制度；

（五）职业病防护设施管理制度；

（六）职业病个体防护用品管理制度；

（七）职业病危害日常监测及检测、评价管理制度；

（八）建设项目职业病防护设施与主体工程同时设计、同时施工、同时投入生产和使用（以下简称建设项目职业卫生"三同时"）的制度；

（九）劳动者职业健康监护及其档案管理制度；

（十）职业病诊断、鉴定及报告制度；

（十一）职业病危害防治经费保障及使用管理制度；

（十二）职业卫生档案管理制度；

（十三）职业病危害事故应急管理制度；

（十四）法律、法规、规章规定的其他职业病危害防治制度。

第九条　煤矿应当配备专职或者兼职的职业病危害因素监测人员，装备相应的监测仪器设备。监测人员应当经培训合格；未经培训合格的，不得上岗作业。

第十条　煤矿应当以矿井为单位开展职业病危害因素日常监测，并委托具有资质的职业卫生技术服务机构，每年进行一次作业场所职业病危害因素检测，每三年进行一次职业病危害现状评价。根据监测、检测、评价结果，落实整改措施，同时将日常监测、检测、评价、落实整改情况存入本单位职业卫生档案。检测、评价结果向所在地安全生产监督管理部门和驻地煤矿安全监察机构报告，并向劳动者公布。

第十一条　煤矿不得使用国家明令禁止使用的可能产生职业病危害的技术、工艺、设备和材料，限制使用或者淘汰职业病危害严重的技术、工艺、设备和材料。

第十二条　煤矿应当优化生产布局和工艺流程，使有害作业和无害作业分开，减少接触职业病危害的人数和接触时间。

第十三条　煤矿应当按照《煤矿职业安全卫生个体防护用品配备标准》（AQ 1051）规定，为接触职业病危害的劳动者提供符合标准的个体防护用品，并指导和督促其正确使用。

第十四条　煤矿应当履行职业病危害告知义务，与劳动者订立或者变更劳动合同时，应当将作业过程中可能产生的职业病危害及其后果、防护措施和相关待遇等如实告知劳动者，并在劳动合同中载明，不得隐瞒或者欺骗。

第十五条　煤矿应当在醒目位置设置公告栏，公布有关职业病危害防治的规章制度、操作规程和作业场所职业病危害因素检测结果；对产生严重职业病危害的作业岗位，应当在醒目位置设置警示标识和中文警示说明。

第十六条　煤矿主要负责人、职业卫生管理人员应当具备煤矿职业卫生知识和管理能力，接受职业病危害防治培训。培训内容应当包括职业卫生相关法律、法规、规章和标准，职业病危害预防和控制的基本知识，职业卫生管理相关知识等内容。

煤矿应当对劳动者进行上岗前、在岗期间的定期职业病危害防治知识培训，督促劳动者遵守职业病防治法律、法规、规章、标准和操作规程，指导劳动者正确使用职业病防护设备和个体防护用品。上岗前培训时间不少于4学时，在岗期间的定期培训时间每年不少于2学时。

第十七条　煤矿应当建立健全企业职业卫生档案。企业职业卫生档案应当包括下列内容：

（一）职业病防治责任制文件；

（二）职业卫生管理规章制度；

（三）作业场所职业病危害因素种类清单、岗位分布以及作业人员接触情况等资料；

（四）职业病防护设施、应急救援设施基本信息及其配置、使用、维护、检修与更换等记录；

（五）作业场所职业病危害因素检测、评价报告与记录；

（六）职业病个体防护用品配备、发放、维护与更换等记录；

（七）煤矿企业主要负责人、职业卫生管理人员和劳动者的职业卫生培训资料；

（八）职业病危害事故报告与应急处置记录；

（九）劳动者职业健康检查结果汇总资料，存在职业禁忌证、职业健康损害或者职业病的劳动者处理和安置情况记录；

（十）建设项目职业卫生"三同时"有关技术资料；

（十一）职业病危害项目申报情况记录；

（十二）其他有关职业卫生管理的资料或者文件。

第十八条 煤矿应当保障职业病危害防治专项经费，经费在财政部、国家安全监管总局《关于印发〈企业安全生产费用提取和使用管理办法〉的通知》（财企〔2012〕16号）第十七条"（十）其他与安全生产直接相关的支出"中列支。

第十九条 煤矿发生职业病危害事故，应当及时向所在地安全生产监督管理部门和驻地煤矿安全监察机构报告，同时积极采取有效措施，减少或者消除职业病危害因素，防止事故扩大。对遭受或者可能遭受急性职业病危害的劳动者，应当及时组织救治，并承担所需费用。

煤矿不得迟报、漏报、谎报或者瞒报煤矿职业病危害事故。

第三章　建设项目职业病防护设施"三同时"管理

第二十条 煤矿建设项目职业病防护设施必须与主体工程同时设计、同时施工、同时投入生产和使用。职业病防护设施所需费用应当纳入建设项目工程预算。

第二十一条 煤矿建设项目在可行性论证阶段，建设单位应当委托具有资质的职业卫生技术服务机构进行职业病危害预评价，编制预评价报告。

第二十二条 煤矿建设项目在初步设计阶段，应当委托具有资质的设计单位编制职业病防护设施设计专篇。

第二十三条 煤矿建设项目完工后，在试运行期内，应当委托具有资质的职业卫生技术服务机构进行职业病危害控制效果评价，编制控制效果评价报告。

第四章　职业病危害项目申报

第二十四条 煤矿在申领、换发煤矿安全生产许可证时，应当如实向驻地煤矿安全监察机构申报职业病危害项目,同时抄报所在地安全生产监督管理部门。

第二十五条　煤矿申报职业病危害项目时,应当提交下列文件、资料:

(一) 煤矿的基本情况;

(二) 煤矿职业病危害防治领导机构、管理机构情况;

(三) 煤矿建立职业病危害防治制度情况;

(四) 职业病危害因素名称、监测人员及仪器设备配备情况;

(五) 职业病防护设施及个体防护用品配备情况;

(六) 煤矿主要负责人、职业卫生管理人员及劳动者职业卫生培训情况证明材料;

(七) 劳动者职业健康检查结果汇总资料,存在职业禁忌证、职业健康损害或者职业病的劳动者处理和安置情况记录;

(八) 职业病危害警示标识设置与告知情况;

(九) 煤矿职业卫生档案管理情况;

(十) 法律、法规和规章规定的其他资料。

第二十六条　安全生产监督管理部门和煤矿安全监察机构及其工作人员应当对煤矿企业职业病危害项目申报材料中涉及的商业和技术等秘密保密。违反有关保密义务的,应当承担相应的法律责任。

第五章　职业健康监护

第二十七条　对接触职业病危害的劳动者,煤矿应当按照国家有关规定组织上岗前、在岗期间和离岗时的职业健康检查,并将检查结果书面告知劳动者。职业健康检查费用由煤矿承担。职业健康检查由省级以上人民政府卫生行政部门批准的医疗卫生机构承担。

第二十八条　煤矿不得安排未经上岗前职业健康检查的人员从事接触职业病危害的作业;不得安排有职业禁忌的人员从事其所禁忌的作业;不得安排未成年工从事接触职业病危害的作业;不得安排孕期、哺乳期的女职工从事对本人和胎儿、婴儿有危害的作业。

第二十九条　劳动者接受职业健康检查应当视同正常出勤,煤矿企业不得以常规健康检查代替职业健康检查。接触职业病危害作业的劳动者的职业健康检查周期按照表1执行。

煤矿企业从业人员

表 1　接触职业病危害作业的劳动者的职业健康检查周期

接触有害物质	体 检 对 象	检 查 周 期
煤尘（以煤尘为主）	在岗人员	2 年 1 次
	观察对象、Ⅰ期煤工尘肺患者	
岩尘（以岩尘为主）	在岗人员、观察对象、Ⅰ期矽肺患者	每年 1 次
噪声	在岗人员	
高温	在岗人员	
化学毒物	在岗人员	根据所接触的化学毒物确定检查周期
接触粉尘危害作业退休人员的职业健康检查周期按照有关规定执行		

第三十条　煤矿不得以劳动者上岗前职业健康检查代替在岗期间定期的职业健康检查，也不得以劳动者在岗期间职业健康检查代替离岗时职业健康检查，但最后一次在岗期间的职业健康检查在离岗前的 90 日内的，可以视为离岗时检查。对未进行离岗前职业健康检查的劳动者，煤矿不得解除或者终止与其订立的劳动合同。

第三十一条　煤矿应当根据职业健康检查报告，采取下列措施：

（一）对有职业禁忌的劳动者，调离或者暂时脱离原工作岗位；

（二）对健康损害可能与所从事的职业相关的劳动者，进行妥善安置；

（三）对需要复查的劳动者，按照职业健康检查机构要求的时间安排复查和医学观察；

（四）对疑似职业病病人，按照职业健康检查机构的建议安排其进行医学观察或者职业病诊断；

（五）对存在职业病危害的岗位，改善劳动条件，完善职业病防护设施。

第三十二条　煤矿应当为劳动者个人建立职业健康监护档案，并按照有关规定的期限妥善保存。

职业健康监护档案应当包括劳动者个人基本情况、劳动者职业史和职业病危害接触史，历次职业健康检查结果及处理情况，职业病诊疗等资料。

劳动者离开煤矿时，有权索取本人职业健康监护档案复印件，煤矿必须如实、无偿提供，并在所提供的复印件上签章。

第三十三条 劳动者健康出现损害需要进行职业病诊断、鉴定的，煤矿企业应当如实提供职业病诊断、鉴定所需的劳动者职业史和职业病危害接触史、作业场所职业病危害因素检测结果等资料。

第六章 粉尘危害防治

第三十四条 煤矿应当在正常生产情况下对作业场所的粉尘浓度进行监测。粉尘浓度应当符合表2的要求；不符合要求的，应当采取有效措施。

表2 煤矿作业场所粉尘浓度要求

粉尘种类	游离 SiO$_2$ 含量（%）	时间加权平均容许浓度（mg/m^3）	
		总粉尘	呼吸性粉尘
煤尘	<10	4	2.5
矽尘	10≤ ~ ≤50	1	0.7
	50< ~ ≤80	0.7	0.3
	>80	0.5	0.2
水泥尘	<10	4	1.5

第三十五条 煤矿进行粉尘监测时，其监测点的选择和布置应当符合表3的要求。

表3 煤矿作业场所测尘点的选择和布置要求

类 别	生 产 工 艺	测尘点布置
采煤工作面	司机操作采煤机、打眼、人工落煤及攉煤	工人作业地点
	多工序同时作业	回风巷距工作面 10～15 m 处
掘进工作面	司机操作掘进机、打眼、装岩（煤）、锚喷支护	工人作业地点
	多工序同时作业（爆破作业除外）	距掘进头 10～15 m 回风侧
其他场所	翻罐笼作业、巷道维修、转载点	工人作业地点
露天煤矿	穿孔机作业、挖掘机作业	下风侧 3～5 m 处
	司机操作穿孔机、司机操作挖掘机、汽车运输	操作室内
地面作业场所	地面煤仓、储煤场、输送机运输等处生产作业	作业人员活动范围内

第三十六条　粉尘监测采用定点或者个体方法进行，推广实时在线监测系统。粉尘监测应当符合下列要求：

（一）总粉尘浓度，煤矿井下每月测定 2 次或者采用实时在线监测，地面及露天煤矿每月测定 1 次或者采用实时在线监测；

（二）呼吸性粉尘浓度每月测定 1 次；

（三）粉尘分散度每 6 个月监测 1 次；

（四）粉尘中游离 SiO_2 含量，每 6 个月测定 1 次，在变更工作面时也应当测定 1 次。

第三十七条　煤矿应当使用粉尘采样器、直读式粉尘浓度测定仪等仪器设备进行粉尘浓度的测定。井工煤矿的采煤工作面回风巷、掘进工作面回风侧应当设置粉尘浓度传感器，并接入安全监测监控系统。

第三十八条　井工煤矿必须建立防尘洒水系统。永久性防尘水池容量不得小于 200 m^3，且贮水量不得小于井下连续 2 h 的用水量，备用水池贮水量不得小于永久性防尘水池的 50%。

防尘管路应当敷设到所有能产生粉尘和沉积粉尘的地点，没有防尘供水管路的采掘工作面不得生产。静压供水管路管径应当满足矿井防尘用水量的要求，强度应当满足静压水压力的要求。

防尘用水水质悬浮物的含量不得超过 30 mg/L，粒径不大于 0.3 mm，水的 pH 值应当在 6～9 范围内，水的碳酸盐硬度不超过 3 mmol/L。使用降尘剂时，降尘剂应当无毒、无腐蚀、不污染环境。

第三十九条　井工煤矿掘进井巷和硐室时，必须采用湿式钻眼，使用水炮泥，爆破前后冲洗井壁巷帮，爆破过程中采用高压喷雾（喷雾压力不低于 8 MPa）或者压气喷雾降尘、装岩（煤）洒水和净化风流等综合防尘措施。

第四十条　井工煤矿在煤、岩层中钻孔，应当采取湿式作业。煤（岩）与瓦斯突出煤层或者软煤层中难以采取湿式钻孔时，可以采取干式钻孔，但必须采取除尘器捕尘、除尘，除尘器的呼吸性粉尘除尘效率不得低于 90%。

第四十一条　井工煤矿炮采工作面应当采取湿式钻眼，使用水炮泥，爆破前后应当冲洗煤壁，爆破时应当采用高压喷雾（喷雾压力不低于 8 MPa）或者压气喷雾降尘，出煤时应当洒水降尘。

第四十二条　井工煤矿采煤机作业时，必须使用内、外喷雾装置。内喷雾压力不得低于 2 MPa，外喷雾压力不得低于 4 MPa。内喷雾装置不能正常使用时，外喷雾压力不得低于 8 MPa，否则采煤机必须停机。液压支架必须安装自动喷雾降尘装置，实现降柱、移架同步喷雾。破碎机必须安装防尘罩，并加装喷雾装置或者除尘器。放顶煤采煤工作面的放煤口，必须安装高压喷雾装置（喷雾压力不低于 8 MPa）或者采取压气喷雾降尘。

第四十三条　井工煤矿掘进机作业时，应当使用内、外喷雾装置和控尘装置、除尘器等构成的综合防尘系统。掘进机内喷雾压力不得低于 2 MPa，外喷雾压力不得低于 4 MPa。内喷雾装置不能正常使用时，外喷雾压力不得低于 8 MPa；除尘器的呼吸性粉尘除尘效率不得低于 90%。

第四十四条　井工煤矿的采煤工作面回风巷、掘进工作面回风侧应当分别安设至少 2 道自动控制风流净化水幕。

第四十五条　煤矿井下煤仓放煤口、溜煤眼放煤口以及地面带式输送机走廊必须安设喷雾装置或者除尘器，作业时进行喷雾降尘或者用除尘器除尘。煤仓放煤口、溜煤眼放煤口采用喷雾降尘时，喷雾压力不得低于 8 MPa。

第四十六条　井工煤矿的所有煤层必须进行煤层注水可注性测试。对于可注水煤层必须进行煤层注水。煤层注水过程中应当对注水流量、注水量及压力等参数进行监测和控制，单孔注水总量应当使该钻孔预湿煤体的平均水分含量增量不得低于 1.5%，封孔深度应当保证注水过程中煤壁及钻孔不漏水、不跑水。在厚煤层分层开采时，在确保安全前提下，应当采取在上一分层的采空区内灌水，对下一分层的煤体进行湿润。

第四十七条　井工煤矿打锚杆眼应当实施湿式钻孔，喷射混凝土时应当采用潮喷或者湿喷工艺，喷射机、喷浆点应当配备捕尘、除尘装置，距离锚喷作业点下风向 100 m 内，应当设置 2 道以上自动控制风流净化水幕。

第四十八条　井工煤矿转载点应当采用自动喷雾降尘（喷雾压力应当大于 0.7 MPa）或者密闭尘源除尘器抽尘净化等措施。转载点落差超过 0.5 m，必须安装溜槽或者导向板。装煤点下风侧 20 m 内，必须设置一道自动控制风流净化水幕。运输巷道内应当设置自动控制风流净化水幕。

第四十九条　露天煤矿粉尘防治应当符合下列要求：

（一）设置有专门稳定可靠供水水源的加水站（池），加水能力满足洒水降尘所需的最大供给量；

（二）采取湿式钻孔；不能实现湿式钻孔时，设置有效的孔口捕尘装置；

（三）破碎作业时，密闭作业区域并采用喷雾降尘或者除尘器除尘；

（四）加强对穿孔机、挖掘机、汽车等司机操作室的防护；

（五）挖掘机装车前，对煤（岩）洒水，卸煤（岩）时喷雾降尘；

（六）对运输路面经常清理浮尘、洒水，加强维护，保持路面平整。

第五十条 洗选煤厂原煤准备（给煤、破碎、筛分、转载）过程中宜密闭尘源，并采取喷雾降尘或者除尘器除尘。

第五十一条 储煤场厂区应当定期洒水抑尘，储煤场四周应当设抑尘网，装卸煤炭应当喷雾降尘或者洒水车降尘，煤炭外运时应当采取密闭措施。

第七章 噪声危害防治

第五十二条 煤矿作业场所噪声危害依照下列标准判定：

（一）劳动者每天连续接触噪声时间达到或者超过 8 h 的，噪声声级限值为 85 dB（A）；

（二）劳动者每天接触噪声时间不足 8 h 的，可以根据实际接触噪声的时间，按照接触噪声时间减半、噪声声级限值增加 3 dB（A）的原则确定其声级限值。

第五十三条 煤矿应当配备 2 台以上噪声测定仪器，并对作业场所噪声每 6 个月监测 1 次。

第五十四条 煤矿作业场所噪声的监测地点主要包括：

（一）井工煤矿的主要通风机、提升机、空气压缩机、局部通风机、采煤机、掘进机、风动凿岩机、风钻、乳化液泵、水泵等地点；

（二）露天煤矿的挖掘机、穿孔机、矿用汽车、输送机、排土机和爆破作业等地点；

（三）选煤厂破碎机、筛分机、空压机等地点。

煤矿进行监测时，应当在每个监测地点选择 3 个测点，监测结果以 3 个监测点的平均值为准。

第五十五条 煤矿应当优先选用低噪声设备，通过隔声、消声、吸声、减振、减少接触时间、佩戴防护耳塞（罩）等措施降低噪声危害。

第八章 热害防治

第五十六条 井工煤矿采掘工作面的空气温度不得超过 26 ℃，机电设备硐室的空气温度不得超过30℃。当空气温度超过上述要求时，煤矿必须缩短超温地点工作人员的工作时间，并给予劳动者高温保健待遇。采掘工作面的空气温度超过30℃、机电设备硐室的空气温度超过34℃时，必须停止作业。

第五十七条 井工煤矿采掘工作面和机电设备硐室应当设置温度传感器。

第五十八条 井工煤矿应当采取通风降温、采用分区式开拓方式缩短入风线路长度等措施，降低工作面的温度；当采用上述措施仍然无法达到作业环境标准温度的，应当采用制冷等降温措施。

第五十九条 井工煤矿地面辅助生产系统和露天煤矿应当合理安排劳动者工作时间，减少高温时段室外作业。

第九章 职业中毒防治

第六十条 煤矿作业场所主要化学毒物浓度不得超过表4的要求。

表4 煤矿主要化学毒物最高允许浓度

化学毒物名称	最高允许浓度（%）	化学毒物名称	最高允许浓度（%）
CO	0.0024	NO（换算成 NO_2）	0.00025
H_2S	0.00066	SO_2	0.0005

第六十一条 煤矿进行化学毒物监测时，应当选择有代表性的作业地点，其中包括空气中有害物质浓度最高、作业人员接触时间最长的作业地点。采样应当在正常生产状态下进行。

第六十二条 煤矿应当对 NO（换算成 NO_2）、CO、SO_2 每3个月至少监测1次，对 H_2S 每月至少监测1次。煤层有自燃倾向的，应当根据需要随时监测。

第六十三条 煤矿作业场所应当加强通风降低有害气体的浓度，在采用通风措施无法达到表4的规定时，应当采用净化、化学吸收等措施降低有害气体的浓度。

第十章 法律责任

第六十四条 煤矿违反本规定，有下列行为之一的，给予警告，责令限期改正；逾期不改正的，处十万元以下的罚款：

（一）作业场所职业病危害因素检测、评价结果没有存档、上报、公布的；

（二）未设置职业病防治管理机构或者配备专职职业卫生管理人员的；

（三）未制定职业病防治计划或者实施方案的；

（四）未建立健全职业病危害防治制度的；

（五）未建立健全企业职业卫生档案或者劳动者职业健康监护档案的；

（六）未公布有关职业病防治的规章制度、操作规程、职业病危害事故应急救援措施的；

（七）未组织劳动者进行职业卫生培训，或者未对劳动者个人职业病防护采取指导、督促措施的。

第六十五条　煤矿违反本规定，有下列行为之一的，给予警告，可以并处五万元以上十万元以下的罚款：

（一）未如实申报产生职业病危害的项目的；

（二）未实施由专人负责的职业病危害因素日常监测，或者监测系统不能正常监测的；

（三）订立或者变更劳动合同时，未告知劳动者职业病危害真实情况的；

（四）未组织职业健康检查、建立职业健康监护档案，或者未将检查结果书面告知劳动者的；

（五）未在劳动者离开煤矿企业时提供职业健康监护档案复印件的。

第六十六条　煤矿违反本规定，有下列行为之一的，责令限期改正，逾期不改正的，处五万元以上二十万元以下的罚款；情节严重的，责令停止产生职业病危害的作业，或者提请有关人民政府按照国务院规定的权限责令关闭：

（一）作业场所职业病危害因素的强度或者浓度超过本规定要求的；

（二）未提供职业病防护设施和个人使用的职业病防护用品，或者提供的职业病防护设施和个人使用的职业病防护用品不符合本规定要求的；

（三）未对作业场所职业病危害因素进行检测、评价的；

（四）作业场所职业病危害因素经治理仍然达不到本规定要求时，未停止存在职业病危害因素的作业的；

（五）发生或者可能发生急性职业病危害事故时，未立即采取应急救援和控制措施，或者未按照规定及时报告的；

（六）未按照规定在产生严重职业病危害的作业岗位醒目位置设置警示标识和中文警示说明的。

第六十七条 煤矿违反本规定，有下列情形之一的，责令限期治理，并处五万元以上三十万元以下的罚款；情节严重的，责令停止产生职业病危害的作业，或者暂扣、吊销煤矿安全生产许可证：

（一）隐瞒本单位职业卫生真实情况的；

（二）使用国家明令禁止使用的可能产生职业病危害的设备或者材料的；

（三）安排未经职业健康检查的劳动者、有职业禁忌的劳动者、未成年工或者孕期、哺乳期女职工从事接触职业病危害的作业或者禁忌作业的。

第六十八条 煤矿违反本规定，有下列行为之一的，给予警告，责令限期改正，逾期不改正的，处三万元以下的罚款：

（一）未投入职业病防治经费的；

（二）未建立职业病防治领导机构的；

（三）煤矿企业主要负责人、职业卫生管理人员和职业病危害因素监测人员未接受职业卫生培训的。

第六十九条 煤矿违反本规定，造成重大职业病危害事故或者其他严重后果，构成犯罪的，对直接负责的主管人员和其他直接责任人员，依法追究刑事责任。

第七十条 煤矿违反本规定的其他违法行为，依照《中华人民共和国职业病防治法》和其他行政法规、规章的规定给予行政处罚。

第七十一条 本规定设定的行政处罚，由煤矿安全监察机构实施。

第十一章 附　　则

第七十二条 本规定中未涉及的其他职业病危害因素，按照国家有关规定执行。

第七十三条 本规定自 2015 年 4 月 1 日起施行。

附录 2
煤矿职业安全卫生个体防护用品配备标准（AQ 1051—2008）

1 范围

本标准规定了煤矿职业安全卫生个体防护用品的种类、配备范围及使用期限。

本标准适用于在煤矿井下、井上、煤炭洗选和露天煤矿作业职工职业安全卫生个体防护用品的配备。

2 规范性引用文件

下列文件中的条款，通过本标准的引用而成为本标准的条款。凡是注日期的引用文件，其随后所有的修改单（不包括勘误的内容）或修订版均不适用于本标准，凡是不注日期的引用文件，其最新版本适用于本标准。

GB 12010—2000 电绝缘鞋通用技术条件

GB 12019—1989 耐酸碱胶靴

GB 17622—1998 带电作业用绝缘手套通用技术条件

GB 2811—1989 安全帽

GB/T 18843—2002 浸塑手套

GB/T 3609.1—1994 焊接眼面防护具

HG 3081—1999 胶面防砸安全靴

LD 29—1992 防尘口罩

LD 34.2—1992 耐酸（碱）手套

LD 34.3—1992 焊工手套

MT/T 843—1999 矿工普通工作服

3 术语和定义

下列术语和定义适用于本标准。

3.1 个体防护用品 personal protective equipment

劳动者在劳动中为防御物理、化学、生物等外界因素伤害人体而穿戴和配备的各种物品的总称。

3.2 安全帽 safety helmet

防御冲击、刺穿、挤压等伤害头部的帽子。

3.3 工作帽 working cap

能防头部脏污和擦伤、长发被绞碾等普通伤害的各类帽子。

3.4 自吸过滤式防尘口罩 self-inhalation filter type dust respirator

靠佩戴者呼吸克服部件阻力，用于防尘的净气式呼吸护具。

3.5 冲击眼面护具 goggles and visor for impacts protection

防御铁屑、灰砂、碎石等物冲击伤害的眼面护品。

3.6 焊接眼面护具 goggles and visor for welder

防御焊接产生的紫外线、红外线、强可见光、金属火花和烟尘等伤害的眼面护品。

3.7 听力防护用品 hearing protectors

保护听觉、使人避免噪声过度刺激的护品。

3.8 耳塞 ear plug

是插入外耳道内或置于外耳道口处的防噪声护品。

3.9 耳罩 ear-muff

用头环戴在头上，由压紧耳廓或围住耳廓的壳体封住耳道，降低噪声刺激的护品。

3.10 防护手套 safety gloves

防御劳动中物理、化学和生物等外界因素伤害劳动者手部的护品。

3.11 一般工作手套 working gloves

防御普通伤害（刺、割、绞碾、钩挂、摩擦等）和脏污的手套。

3.12 防振手套 vibration isolation gloves

具有衰减振动性能的防护手套。

3.13 绝缘手套 electric insulation gloves

能使人手部与带电物体绝缘的手套。

3.14 耐酸碱手套 acid alkali resistant gloves

具有耐酸碱性能的手套。

3.15 焊工手套 welder's gloves

防御焊接作业的火花、熔融金属、高温金属、高温辐射伤害的手套。

3.16 防护鞋（靴）protective shoes（boots）

防御劳动中物理、化学和生物等外界因素伤害劳动者的脚及小腿的护品。

3.17 耐酸碱鞋（靴）acid and alkali resistant shoes（boots）

具有耐酸碱性能，适合脚部接触酸碱等腐蚀液体的作业人员穿用的鞋（靴）。

3.18 防水胶靴 waterproof rubber boots

具有防水、防滑和耐磨性能，适合工矿企业职工穿用的胶靴。

同义词：（工矿胶靴）。

3.19 防砸鞋（靴）antisquashy shoes（boots）

能防御冲击挤压损伤脚骨的防护鞋。有皮安全鞋和胶面防砸鞋等品种。

3.20 电绝缘鞋（靴）dielectric shoes（boots）

能使人的脚部与带电物体绝缘，防止电击的防护鞋。

3.21 护腿 strap for log

防御腿部遭受打击的用品。

4 一般规定

4.1 矿灯

4.1.1 配备范围

煤矿井下所有作业工种。

4.1.2 使用期限

在产品有效使用期内使用。

4.2 矿灯带

4.2.1 配备范围

煤矿井下所有作业工种。

4.2.2 使用期限

12 个月至 18 个月。

4.2.2.1 使用期限不超过 12 个月的工种

采煤工，综采工（机采工），掘进工（砌工），爆破工，锚喷工，充填工，巷道维修工，电机车司机和跟车工，绞车司机，皮带、链板司机，运搬、运料工，钉道工，机电维修工，机电安装工，采掘机电维修工，瓦斯检查员（测气工），接风筒工，通风密闭工，采样工，安全检查员，管子工，井下钻探工，井下送水、饭工，清洁工，验收员，管柱工，井筒维修工。

4.2.2.2　使用期限不超过 18 个月的工种

水泵司机，配电工，充电工，测量员，井下测尘工，井下保健员，井下炸药发放工，井底信号工，井下其他辅助工，采掘区队长，采、掘、基建、通、运、修区工程技术人员，其他下井技术人员，其他下井管理干部。

4.3　自救器

4.3.1　配备范围

煤矿井下所有工种。选用与矿井灾害匹配的自救器类型。

4.3.2　使用期限

在产品有效保存期限内依照自救器标准的规定。

4.4　擦拭及洗涤护肤用品

4.4.1　毛巾

4.4.1.1　配备范围

煤矿、洗选煤厂所有作业工种。

4.4.1.2　使用期限

1 个月至 3 个月。

4.4.1.2.1　使用期限不超过 1 个月的工种

煤矿井下采煤工、综采工（机采工）、掘进工（砌工）、锚喷工、充填工。

4.4.1.2.2　使用期限不超过 2 个月的工种

煤矿井下：爆破工，巷道维修工，电机车司机和跟车工，绞车司机，皮带、链板司机，运搬、运料工，钉道工，机电维修工，机电安装工，采掘机电维修工，水泵司机，配电工，充电工，瓦斯检查员（测气工），接风筒工，通风密闭工，采样工，安全检查员，测量员，管子工，井下测尘工，井下保健员，井下钻探工，井下炸药发放工，井下送水、饭工，清洁工，井底信号工，验收员，管柱工，井筒维修工，井下其他辅助工，采掘区队长，采、掘、基建、通、运、修区工程技术人员。

露天煤矿：露天穿孔工、矿用重型汽车司机、挖掘机司机、工程机械司机、穿孔机司机、破碎站司机、破碎站维修工。

4.4.1.2.3　使用期限不超过 3 个月的工种

煤矿井下：其他下井技术人员，其他下井管理干部。

煤矿井上所有工种。

露天煤矿：电铲车司机、助手，电力、电讯外线电工，坑下电话移设维修工，铁道工，坑下信号维修工，扳道员，道口看守员，钻探工，推土、平道机司机，电镐扫道工，平道机助手，坑下放炮工，排土扫车工，摇道机司机，露天架、换线工，坑下检修工，起重工，坑下管工，电机车司机，大型设备维修钳工，大型设备维修电工，挖掘机维修钳工，挖掘机维修电工，水泵维修工，管工，钻机维修工，煤场付煤工，检车工，行车值班员，调车、连接员，机电维修钳工，巡道工，现场货运员，站务员，司磅工，煤场管理员，货运员，煤质采样监装工，煤油化验、计量员，胶带运行工，电力通讯信号工。

洗选煤厂所有工种。

4.4.2 肥皂

4.4.2.1 配备范围

煤矿、洗选煤厂所有作业工种。

4.4.2.2 使用期限

一周至 1 个月发放一条。

4.4.2.2.1 每个月发放 4 条肥皂的工种

煤矿井下采煤工、综采工（机采工）、掘进工（砌工）、爆破工、锚喷工、充填工。

4.4.2.2.2 每个月发放 3 条肥皂的工种

煤矿井下巷道维修工，电机车司机和跟车工，绞车司机，皮带、链板司机，运搬、运料工，钉道工，机电维修工，机电安装工，采掘机电维修工，水泵司机，配电工，充电工，瓦斯检查员（测气工），接风筒工，通风密闭工，采样工，安全检查员，测量员，管子工，井下测尘工，井下保健员，井下钻探工，井下炸药发放工，井下送水、饭工，清洁工，井底信号工，验收员，管柱工，井筒维修工，井下其他辅助工。

4.4.2.2.3 每个月发放 2 条肥皂的工种

煤矿井下：采掘区队长，采、掘、基建、通、运、修区工程技术人员，其他下井技术人员，其他下井管理干部。

煤矿井上：井上运搬工、机电维修工（矿车）、矸石山翻车工、轨道工、充电工、火药管理工、注浆工、皮带机选矸工、井上机电安装工。

露天煤矿：电铲车司机、助手，电力、电讯外线电工，坑下电话移设维修工，铁道工，坑下信号维修工，扳道员，道口看守员，钻探工，矿用重型汽车司机，挖掘机司机，工程机械司机，穿孔机司机，破碎站司机，破碎站维修工。

洗选煤厂：浓缩机司机、煤泥泵工、皮带司机、挖煤泥工、破碎机司机、闸门工、洗煤机工、浮选机司机、脱水机司机、斗子提升机司机、浮沉试验工、推煤司机、鼓风机司机、拣选工。

4.4.2.2.4 每个月发放1条肥皂的工种

煤矿井上：井上信号工、井上绞车司机、井上电机车司机、压风司机、抽风机司机、毛煤验收工、井口电梯司机、煤质化验员、坑木收发工。

露天煤矿：露天穿孔工，推土、平道机司机，电镐扫道工，平道机助手，坑下放炮工，排土扫车工，摇道机司机，露天架，换线工，坑下检修工，起重工，坑下管工，电机车司机，大型设备维修钳工，大型设备维修电工，挖掘机维修钳工，挖掘机维修电工，水泵维修工，管工，钻机维修，煤场付煤工，检车工，行车值班员，调车、连接员，机电维修钳工，巡道工，现场货运员，站务员，司磅工，煤场管理员，货运员，煤质采样监装工，煤油化验，计量员，胶带运行工，电力通讯信号工。

洗选煤厂：真空泵工、滚轴筛工、洗选车间技术管理人员。

4.4.3 香皂（或浴液）

4.4.3.1 配备范围

煤矿、洗选煤厂所有作业工种。企业可根据实际情况选择香皂或浴液其中一种配备。

4.4.3.2 使用期限

1个月至3个月发放一块香皂或浴液500 mL。

4.4.3.2.1 每个月发放1块香皂或浴液500 mL的工种

煤矿井下采煤工、综采工（机采工）、掘进工（砌工）、爆破工、锚喷工、充填工。

4.4.3.2.2 每2个月发放1块香皂或浴液500 mL的工种

煤矿井下：巷道维修，电机车司机和跟车工，绞车司机，皮带、链板司机，运搬、运料工，钉道工，机电维修工，机电安装工，采掘机电维修工，水泵司机，配电工，充电工，瓦斯检查员（测气工），接风筒工，通风密闭工，采样工，安全检查员，测量员，管子工，井下测尘工，井下保健员，井下钻探工，井下炸药发放工，井下送水、饭工，清洁工，井底信号工，验收员，管柱工，井筒维修工，井下其他辅助工，采掘区队长，采、掘、基建、通、运、修区工程技术人员，其他下井技术人员，其他下井管理干部。

煤矿井上：井上运搬工、机电维修工（矿车）、矸石山翻车工、轨道工、充电工、火药管理工、注浆工、皮带机选矸工、井上机电安装工。

露天煤矿：电铲车司机、助手，电力、电讯外线电工，坑下电话移设维修工，铁道工，坑下信号维修工，扳道员，道口看守员，钻探工，矿用重型汽车司机，挖掘机司机，工程机械司机，穿孔机司机，破碎站司机，破碎站维修工。

洗选煤厂：浓缩机司机、真空泵工、煤泥泵工、皮带司机、挖煤泥工、滚轴筛工、破碎机司机、闸门工、洗煤机工、浮选机司机、脱水机司机、斗子提升机司机、浮沉试验工、推煤司机、鼓风机司机、拣选工。

4.4.3.2.3　每3个月发放1块香皂或浴液500 mL的工种

煤矿井上：井上信号工、井上绞车司机、井上电机车司机、压风司机、抽风机司机、毛煤验收工、井口电梯司机、煤质化验员、坑木收发工。

露天煤矿：露天穿孔工，推土、平道机司机，电镐扫道工，平道机助手，坑下放炮工，排土扫车工，摇道机司机，露天架、换线工，坑下检修工，起重工，坑下管工，电机车司机，大型设备维修钳工，大型设备维修电工，挖掘机维修钳工，挖掘机维修电工，水泵维修工，管工，钻机维修，煤场付煤工，检车工，行车值班员，调车、连接员，机电维修钳工，巡道工，现场货运员，站务员，司磅工，煤场管理员，货运员，煤质采样监装工，煤油化验、计量员，胶带运行工，电力通讯信号工。

洗选煤厂：洗选车间技术管理人员。

4.4.4　洗发液

4.4.4.1　配备范围

煤矿、洗选煤厂所有作业工种。

4.4.4.2　使用期限

1个月至3个月发放500 mL。

4.4.4.2.1　每个月发放500 mL洗发液的工种

煤矿井下采煤工、综采工（机采工）、掘进工（砌工）、爆破、锚喷工、充填工。

4.4.4.2.2　每2个月发放500 mL洗发液的工种

　　煤矿井下：巷道维修工，电机车司机和跟车工，绞车司机，皮带、链板司机，运搬、运料工，钉道工，机电维修工，机电安装工，采掘机电维修工，水泵司机，配电工，充电工，瓦斯检查员（测气工），接风筒，通风密闭工，采样工，安全检查员，测量员，管子工，井下测尘工，井下保健员，井下钻探工，井下炸药发放工，井下送水、饭工，清洁工，井底信号工，验收员，管柱工，井筒维修工，井下其他辅助工，采掘区队长，采、掘、基建、通、运、修区工程技术人员，其他下井技术人员，其他下井管理干部。

　　煤矿井上：井上运搬工、机电维修工（矿车）、矸石山翻车工、轨道工、充电工、火药管理工、注浆工、皮带机选矸工、井上机电安装工。

　　露天煤矿：电铲车司机、助手，电力、电讯外线电工，坑下电话移设维修工，铁道工，坑下信号维修工，扳道员，道口看守员，钻探工，矿用重型汽车司机，挖掘机司机，工程机械司机，穿孔机司机，破碎站司机，破碎站维修工。

　　洗选煤厂：浓缩机司机、真空泵工、煤泥泵工、皮带司机、挖煤泥工、滚轴筛工、破碎机司机、闸门工、洗煤机工、浮选机司机、脱水机司机、斗子提升机司机、浮沉试验工、推煤司机、鼓风机司机、拣选工。

4.4.4.2.3　每3个月发放500 mL洗发液的工种

　　煤矿井上：井上信号工、井上绞车司机、井上电机车司机、压风司机、抽风机司机、毛煤验收工、井口电梯司机、煤质化验员、坑木收发工。

　　露天煤矿：露天穿孔工，推土、平道机司机，电镐扫道工，平道机助手，坑下放炮工，排土扫车工，摇道机司机，露天架、换线工，坑下检修工，起重工，坑下管工，电机车司机，大型设备维修钳工，大型设备维修电工，挖掘机维修钳工，挖掘机维修电工，水泵维修工，管工，钻机维修工，煤场付煤工，检车工，行车值班员，调车、连接员，机电维修钳工，巡道工，现场货运员，站务员，司磅工，煤场管理员，货运员，煤质采样监装工，煤油化验、计量员，胶带运行工，电力通讯信号工。

　　洗选煤厂：洗选车间技术管理人员。

5　头部护具类

5.1　橡胶安全帽、玻璃钢安全帽

5.1.1　配备范围

煤矿井下所有工种。配备取得煤矿安全标志的产品，产品技术要求应符合 GB 2811—1989 的规定。

5.1.2 使用期限

30 个月至 36 个月。

5.1.2.1 使用期限不超过 30 个月的工种

采煤工、综采工（机采工）、掘进工（砌工）、爆破工、锚喷工、充填工、巷道维修工、电机车司机和跟车工。

5.1.2.2 使用期限不超过 36 个月的工种

绞车司机，皮带、链板司机，运搬、运料工，钉道工，机电维修工，机电安装工，采掘机电维修工，水泵司机，配电工，充电工，瓦斯检查员（测气工），接风筒工，通风密闭工，采样工，安全检查员，测量员，管子工，井下测尘工，井下保健员，井下钻探工，井下炸药发放工，井下送水、饭工，清洁工，井底信号工，验收员，管柱工，井筒维修工，井下其他辅助工，跟班生产采、掘区（队）长，采、掘、基建、通、运、修区工程技术人员，其他下井技术人员及其他下井管理干部。

5.2 塑料安全帽

5.2.1 配备范围

配备取得煤矿安全标志的产品，产品技术要求应符合 GB 2811—1989 的规定。

煤矿井上：井上信号工、注浆工。

露天煤矿：露天穿孔工、电镐扫道工、坑下放炮工、矿用重型汽车司机、挖掘机司机、工程机械司机、穿孔机司机、大型设备维修钳工、大型设备维修电工、挖掘机维修钳工、挖掘机维修电工、水泵维修工、管工、钻机维修工、煤场付煤工、检车工、破碎站司机、破碎站维修工、胶带运行工及电力通讯信号工。

5.2.2 使用期限

24 个月。

5.3 工作帽、女工帽

5.3.1 配备范围

煤矿井上、露天煤矿及洗选煤厂部分工种。

5.3.2 使用期限

12 个月至 18 个月。

5.3.2.1 使用期限不超过 12 个月的工种

煤矿井上：井上绞车司机、井上运搬工、井上电机车司机、压风司机、机电维修工（矿车）、矸石山翻车工、轨道工、充电工、火药管理工、皮带机选矸工。

洗选煤厂：浓缩机司机、真空泵工、煤泥泵工、皮带司机、挖煤泥工、滚轴筛工、破碎机司机、闸门工、洗煤机工、浮选机司机、脱水机司机、斗子提升机司机、浮沉试验工、推煤司机、鼓风机司机及拣选工。

5.3.2.2 使用期限不超过 18 个月的工种

煤矿井上：抽风机司机、毛煤验收工、井口电梯司机、煤质化验员、坑木收发工、井上机电安装工。

露天煤矿：电铲车司机、助手，推土、平道机司机，平道机助手，排土扫车工，摇道机司机，露天架、换线工，电力、电讯外线电工，坑下电话移设维修工，铁道工，坑下检修工，坑下信号维修工，起重工，坑下管工，电机车司机，扳道员，道口看守员，钻探工，行车值班员，调车、连接员，机电维修钳工，巡道工，现场货运员，站务员，司磅工，煤场管理员，货运员，煤质采样监装工，煤油化验、计量员。

洗选煤厂：洗选车间技术管理人员。

6 呼吸护具类

6.1 防尘口罩

6.1.1 配备范围

煤矿井下接触粉尘所有工种，煤矿井上、洗选煤厂及露天煤矿部分工种，产品技术要求应符合 LD 29—1992 的规定。

6.1.2 使用期限

1 个月至 3 个月。

6.1.2.1 使用期限不超过 1 个月的工种

煤矿井下：采煤工、综采工（机采工）、掘进工（砌工）、锚喷工及充填工。

6.1.2.2 使用期限不超过 2 个月的工种

煤矿井下：爆破工，巷道维修工，皮带、链板司机，瓦斯检查员（测气工）及井下测尘工。

煤矿井上：充电工、注浆工及皮带机选矸工。

洗选煤厂：浮沉试验工。

6.1.2.3　使用期限不超过 3 个月的工种

煤矿井下：钉道工，运搬工，采掘机电维修工，通风密闭工，井下送水、饭工，清洁工，验收员，管柱工，采掘区队长，采、掘、基建、通、运、修区工程技术人员。

煤矿井上：火药管理工及井口电梯司机。

露天煤矿：电铲车司机、助手，露天穿孔工，推土、平道机司机，电镐扫道工、平道机助手，坑下放炮工，排土扫车工，摇道机司机，露天架、换线工，电力、电讯外线电工，坑下电话移设维修工，坑下检修工，坑下信号维修工，起重工，坑下管工，钻探工，矿用重型汽车司机，挖掘机司机，工程机械司机，穿孔机司机，煤场付煤工，检车工，煤质采样监装工，煤油化验、计量员，破碎站司机，破碎站维修工，胶带运行工。

洗选煤厂：破碎机司机及洗煤机工。

7　眼（面）护具类

7.1　防冲击眼护具

7.1.1　种类

防冲击眼镜、眼罩和面罩。

7.1.2　配备范围

煤矿、洗选煤厂部分工种选配。

7.1.3　使用期限

6 个月至 24 个月。

7.1.3.1　使用期限不超过 6 个月的工种

煤矿井下：采煤工、综采工（机采工）、掘进工（砌工）、爆破工及锚喷工。

7.1.3.2　使用期限不超过 12 个月的工种

煤矿井下：充填工及巷道维修工。

7.1.3.3　使用期限不超过 24 个月的工种

煤矿井上：注浆工、皮带机选矸工及毛煤验收工。

露天煤矿：推土、平道机司机，电镐扫道工，坑下放炮工，排土扫车工，坑下电话移设维修工，铁道工，起重工，坑下管工，电机车司机，扳道员，道口看守员，钻探工，矿用重型汽车司机，挖掘机司机，工程机械司机，穿孔机司机，调车、连接员，机电维修钳工，现场货运员，站务员，司磅工，煤场管理员，货运员，煤油化验、计量员，破碎站司机，电力通讯信号工。

洗选煤厂：浮沉试验工及推煤司机。

7.2 焊接眼面防护具

7.2.1 种类

焊接护目镜、焊接面罩。产品技术要求应符合 GB/T 3609.1—1994 的规定。

7.2.2 配备范围

井工煤矿：电焊工。

露天煤矿：大型设备维修钳工、挖掘机维修钳工、水泵维修工、管工、机电维修钳工、钻机维修工、破碎站维修工、电焊工。

7.2.3 使用期限

24 个月。

7.3 化学护目镜

7.3.1 配备范围

充电工、井下炸药发放工及火药管理工。

7.3.2 使用期限

24 个月。

7.4 紫外护目镜

7.4.1 配备范围

露天煤矿：电铲车司机、助手，露天穿孔工，平道机助手，摇道机司机，露天架、换线工，电力、电讯外线电工，坑下检修工，坑下信号维修工，煤场付煤工，检车工，巡道工，煤质采样监装工及胶带运行工。

海拔 3000 m 以上的煤矿须配备防雪镜，不分工种。

7.4.2 使用期限

24 个月。

8 上肢防护类

8.1 布手套

8.1.1 配备范围

煤矿、洗选煤厂部分工种。

煤矿企业从业人员

8.1.2 使用期限

1 周至 2 个月。

8.1.2.1 每个月配备 4 副布手套的工种

煤矿井下采煤工（薄煤层）、掘进工（砌工）、巷道维修工、通风密闭工。

8.1.2.2 每个月配备 3 副布手套的工种

煤矿井下：采煤工（中厚煤层）、综采工（机采工）。

煤矿井上：井上运搬工。

8.1.2.3 每个月配备 2 副布手套的工种

煤矿井下：爆破工，锚喷工，充填工，运搬、运料工，钉道工，机电维修工，机电安装工，采掘机电维修工，井下保健员，跟班生产采、掘区（队）长。

露天煤矿：露天架、换线工，铁道工，坑下检修工，坑下管工，钻探工，大型设备维修钳工，大型设备维修电工，挖掘机维修钳工，挖掘机维修电工，水泵维修工，管工，钻机维修工，破碎站维修工。

8.1.2.4 每个月配备 1 副布手套的工种

煤矿井下：电机车司机和跟车工，绞车司机，皮带、链板司机，接风筒工，采样工，管子工，井下测尘工，井下钻探工，井底信号工，验收员，管柱工，井筒维修工，采掘区队长，采、掘、基建、通、运、修区工程技术人员。

煤矿井上：矸石山翻车工、轨道工、皮带机选矸工。

露天煤矿：电铲车司机、助手，露天穿孔工，电镐扫道工，坑下放炮工，排土扫车工，摇道机司机，起重工，电机车司机。

8.1.2.5 每 2 个月配备 1 副布手套的工种

煤矿井下：水泵司机，配电工，充电工，瓦斯检查员（测气工），井下送水、饭工，清洁工，井下其他辅助工，其他下井技术人员，其他下井管理干部。

煤矿井上：注浆工。

露天煤矿：破碎站司机。

洗选煤厂：皮带司机、挖煤泥工、滚轴筛工、破碎机司机、闸门工。

8.2 线手套

8.2.1 配备范围

煤矿、洗选煤厂部分工种。

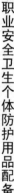

8.2.2　使用期限

半个月至 2 个月。

8.2.2.1　每个月配备 2 副线手套的工种

煤矿井上：井上机电安装工。

露天煤矿：推土、平道机司机，平道机助手，电力、电讯外线电工，坑下电话移设维修工，坑下信号维修工，调车、连接员，机电维修钳工。

8.2.2.2　每个月配备 1 副线手套的工种

煤矿井下：测量员、井下炸药发放工。

煤矿井上：井上绞车司机、机电维修工（矿车）、充电工、坑木收发工。

露天煤矿：扳道员、道口看守员、矿用重型汽车司机、挖掘机司机、工程机械司机、穿孔机司机、煤场付煤工、检车工、巡道工、胶带运行工、电力通讯信号工。

洗选煤厂：浓缩机司机、真空泵工、煤泥泵工、洗煤机工、浮选机司机、脱水机司机、斗子提升机司机、浮沉试验工、推煤司机、鼓风机司机、拣选工、洗选车间技术管理人员。

8.2.2.3　每 2 个月配备 1 副线手套的工种

煤矿井下：安全检查员。

煤矿井上：井上信号工、井上电机车司机、压风司机、火药管理工、抽风机司机、毛煤验收工、井口电梯司机、煤质化验员。

露天煤矿：行车值班员，现场货运员，站务员，司磅工，煤场管理员，货运员，煤质采样监装工，煤油化验、计量员。

8.3　浸胶手套

8.3.1　配备范围

煤矿井下：采煤工，综采工（机采工），掘进工（砌工），充填工，巷道维修工，运搬、运料工，钉道工，井下钻探工。

煤矿井上：井上运搬工。

露天煤矿：露天穿孔工、露天架、换线工、钻探工。

8.3.2　使用期限

3 个月。

8.4　浸塑手套

8.4.1　配备范围

洗选煤厂浮沉试验工。产品技术要求应符合 GB/T 18843—2002 的规定。

8.4.2　使用期限

3 个月。

8.5　防振手套

8.5.1　配备范围

煤矿井下：采煤工、掘进工（砌工）、井下钻探工。

煤矿井上：压风司机、皮带机选矸工、抽风机司机。

露天煤矿：露天穿孔工、摇道机司机、钻探工。

8.5.2　使用期限

3 个月。

8.6　耐酸（碱）手套

8.6.1　配备范围

充电工。产品技术要求应符合 LD 34.2—1992 的规定。

8.6.2　使用期限

3 个月。

8.7　绝缘手套

8.7.1　配备范围

井工煤矿：机电维修工、采掘机电维修工、配电工。

露天煤矿：露天架、换线工，电力、电讯外线电工，坑下信号维修工，挖掘机司机，露天煤矿大型设备维修电工，挖掘机维修电工，水泵维修工，管工，钻机维修工，破碎站维修工，电力通讯信号工。

洗选煤厂：真空泵工、煤泥泵工、皮带司机、破碎机司机。

产品技术要求应符合 GB 17622—1998 的规定。

8.7.2　使用期限

3 个月。

8.8　电焊手套

8.8.1　配备范围

煤矿井上：机电维修工。

露天煤矿：大型设备维修钳工，挖掘机维修钳工，水泵维修工，管工，钻机维修工，机电维修钳工，破碎站维修工。

产品技术要求应符合 LD 34.3—1992 的规定。

8.8.2　使用期限

　　3 个月。

8.9　护肘

8.9.1　配备范围

　　煤矿井下薄煤层采煤工（煤层在 0.8 m 以下工作面作业人员使用）。

8.9.2　使用期限

　　3 个月。

9　下肢防护类

9.1　胶面防砸安全靴

9.1.1　配备范围

　　煤矿井下部分工种。产品技术要求应符合 HG 3081—1999 的规定。

9.1.2　使用期限

　　6 个月至 12 个月。

9.1.2.1　使用期限不超过 6 个月的工种

　　采煤工，综采工（机采工），掘进工（砌工），爆破工，锚喷工，充填工，巷道维修工，运搬、运料工，采掘机电维修工，瓦斯检查员（测气工），管子工，井下钻探工。

9.1.2.2　使用期限不超过 12 个月的工种

　　电机车司机和跟车工、钉道工、运搬工、机电维修工、机电安装工、安全检查员、验收员、管柱工、井筒维修工、井下其他辅助工。

9.2　工矿靴

9.2.1　配备范围

　　煤矿、洗选煤厂部分工种。

9.2.2　使用期限

　　6 个月至 12 个月。

9.2.2.1　使用期限不超过 6 个月的工种

　　煤矿井下：绞车司机，皮带、链板司机，水泵司机，接风筒工，通风密闭工，采样工，测量员，井下测尘工，井下送水、饭工，清洁工。

　　露天煤矿：露天穿孔工、电镐扫道工、平道机助手、坑下放炮工、排土扫车工、钻探工、矿用重型汽车司机、工程机械司机、穿孔机司机、破碎站司机。

9.2.2.2 使用期限不超过 12 个月的工种

煤矿井下：井下保健员，井下炸药发放工，井底信号工，采掘区队长，采、掘、基建、通、运、修区工程技术人员，其他下井技术人员，其他下井管理干部。

煤矿井上：井上信号工、井上运搬工、机电维修工（矿车）、矸石山翻车工、轨道工、注浆工、井上机电安装工。

露天煤矿：坑下电话移设维修工，铁道工，坑下检修工，坑下管工，扳道员，道口看守员，大型设备维修钳工，挖掘机维修钳工，煤场付煤工，检车工，行车值班员，调车、连接员，机电维修钳工，巡道工，现场货运员，站务员，司磅工，煤场管理员，货运员，煤质采样监装工，煤油化验、计量员，胶带运行工。

洗选煤厂：浓缩机司机、真空泵工、煤泥泵工、皮带司机、挖煤泥工、滚轴筛工、闸门工、洗煤机工、浮选机司机、脱水机司机、斗子提升机司机。

9.3 防护胶鞋

9.3.1 配备范围

煤矿井上：绞车司机、井上电机车司机、压风司机、火药管理工、皮带机选矸工、抽风机司机、毛煤验收工、井口电梯司机、煤质化验员、坑木收发工。

露天煤矿：电铲车司机、助手，推土、平道机司机，摇道机司机，起重工，电机车司机。

洗选煤厂：破碎机司机、浮沉试验工、推煤司机、鼓风机司机、拣选工、洗选车间技术管理人员。

9.3.2 使用期限

6 个月。

9.4 耐酸碱胶靴

9.4.1 配备范围

充电工。产品技术要求应符合 GB 12019—1989 的规定。

9.4.2 使用期限

12 个月。

9.5 绝缘胶靴

9.5.1 配备范围

煤矿、洗选煤厂部分工种。产品技术要求应符合 GB 12011—2000 的规定。

9.5.2 使用期限

6 个月至 12 个月。

9.5.2.1 使用期限不超过 6 个月的工种

井工煤矿：机电维修工、采掘机电维修工、配电工。

露天煤矿：架、换线工，电力、电讯外线电工，坑下信号维修工，挖掘机司机。

9.5.2.2 使用期限不超过 12 个月的工种

露天煤矿大型设备维修电工、挖掘机维修电工、水泵维修工、管工、钻机维修工、破碎站维修工、电力通讯信号工。

9.6 布袜

9.6.1 配备范围

煤矿井下所有作业工种。

9.6.2 使用期限

1 个月至 2 个月。

煤矿企业从业人员

9.6.2.1 使用期限不超过 1 个月的工种

采煤工，综采工（机采工），掘进工（砌工），爆破工，锚喷工，充填工，巷道维修工，电机车司机和跟车工，绞车司机，皮带、链板司机，运搬、运料工，钉道工，机电维修工，机电安装工，采掘机电维修工，瓦斯检查员（测气工）接风筒工，通风密闭工，采样工，安全检查员，管子工，井下测尘工，井下钻探工，井下送水、饭工，清洁工，验收员，管柱工。

9.6.2.2 使用期限不超过 2 个月的工种

水泵司机，配电工，充电工，测量员，井下保健员，井下炸药发放工，井底信号工，井筒维修工，井下其他辅助工，采掘区队长，采、掘、基建、通、运、修区工程技术人员，其他下井技术人员，其他下井管理干部。

9.7 护腿

9.7.1 配备范围

主要供上山掘进和倾角在 25°以上场所及倾角在 30°以上的自滑运煤工作面作业人员和其他小腿容易受伤害的作业人员使用。

煤矿井下：采煤工，综采工（机采工），掘进工（砌工），爆破工，锚喷工，充填工，巷道维修工，运搬、运料工，钉道工。

煤矿井上：井上运搬工、坑木收发工。

9.7.2　使用期限

24 个月。

9.8　护膝或膝盖垫

9.8.1　配备范围

煤矿井下薄煤层采煤工。

9.8.2　使用期限

3 个月。

10　听力防护类

10.1　耳塞、耳罩

10.1.1　配备范围

煤矿井下：采煤工、综采工（机采工）、掘进工（砌工）、爆破工、电机车司机和跟车工、井下钻探工。

煤矿井上：电机车司机、压风司机、抽风机司机、选矸工。

听力防护类用品主要用于噪声 A 声级在 85 dB 以上的作业环境中的人员使用，当带耳塞（罩）影响安全时，禁止发放耳塞（罩）。

10.1.2　使用期限

备用。

11　防护服装类

11.1　矿工普通工作服

11.1.1　配备范围

煤矿、洗选煤厂所有作业工种。煤矿井下薄煤层采煤工使用耐磨工作服，产品技术要求应符合 MT/T 843—1999 的规定。

11.1.2　使用期限

6 个月至 18 个月。

11.1.2.1　使用期限不超过 6 个月的工种

煤矿井下采煤工，综采工（机采工），掘进工（砌工），爆破工，锚喷工，充填工，巷道维修工，运搬、运料工，采掘机电维修工，通风密闭工，井下钻探工。

11.1.2.2 使用期限不超过 12 个月的工种

煤矿井下：电机车司机和跟车工，绞车司机，皮带、链板司机，钉道工，运搬工，机电维修工，机电安装工，水泵司机，配电工，充电工，瓦斯检查员（测气工），接风筒工，采样工，安全检查员，测量员，管子工，井下测尘工，井下炸药发放工，井下送水、饭工，清洁工，井底信号工，验收员，管柱工，井筒维修工，井下其他辅助工，采掘区队长，采、掘、基建、通、运、修区工程技术人员，其他下井技术人员，其他下井管理干部。

煤矿井上：井上运搬工，机电维修工（矿车），矸石山翻车工，轨道工，注浆工，皮带机选矸工，井上机电安装工。

露天煤矿：电铲车司机、助手，露天穿孔工，坑下放炮工，排土扫车工，铁道工，坑下检修工，坑下管工，钻探工，矿用重型汽车司机，挖掘机司机，大型设备维修钳工，大型设备维修电工，挖掘机维修钳工，挖掘机维修电工，破碎站司机，推土、平道机司机，电镐扫道工，平道机助手，露天架、换线工，电力、电讯外线电工，坑下信号维修工，起重工，电机车司机，工程机械司机，穿孔机司机，水泵维修工，管工，钻机维修工，机电维修钳工，破碎站维修工，胶带运行工，电力通讯信号工。

洗选煤厂：浓缩机司机、真空泵工、煤泥泵工、皮带司机、挖煤泥工、滚轴筛工、破碎机司机、闸门工、洗煤机工、浮选机司机、脱水机司机、斗子提升机司机、浮沉试验工、推煤司机、鼓风机司机、拣选工。

11.1.2.3 使用期限不超过 18 个月的工种

煤矿井下：保健员。

煤矿井上：井上信号工、井上绞车司机、井上电机车司机、压风司机、充电工、火药管理工、抽风机司机、毛煤验收工、井口电梯司机、坑木收发工。

煤矿井上煤质化验员发白大衣。

露天煤矿：摇道机司机，坑下电话移设维修工，扳道员，道口看守员，煤场付煤工，检车工，行车值班员，调车、连接员，巡道工，现场货运员，站务员，司磅工，煤场管理员，货运员，煤质采样监装工，煤油化验、计量员。

洗选煤厂洗选车间技术管理人员。

11.2 反光背心（或在工作服上加装反光条）

11.2.1 配备范围

煤矿井下作业所有工种。企业可根据实际情况选择反光背心或在工作服上加装反光条其中一种配备。

11.2.2 使用期限

12 个月至 24 个月。

11.2.2.1 使用期限不超过 12 个月的工种

采煤工，综采工（机采工）、掘进工（砌工）、爆破工、锚喷工及充填工。

11.2.2.2 使用期限不超过 24 个月的工种

巷道维修工，电机车司机和跟车工，绞车司机，皮带、链板司机，运搬、运料工，钉道工，机电维修工，机电安装工，采掘机电维修工，水泵司机，配电工，充电工，瓦斯检查员（测气工），接风筒工，通风密闭工，采样工，安全检查员，测量员，管子工，井下测尘工，井下保健员，井下钻探工，井下炸药发放工，井下送水、饭工，清洁工，井底信号工，验收员，管柱工，井筒维修工，井下其他辅助工，采掘区队长，采、掘、基建、通、运、修区工程技术人员，其他下井技术人员，其他下井管理干部。

11.3 劳动防护雨衣

11.3.1 配备范围

煤矿、洗选煤厂部分工种。

11.3.2 使用期限

12 个月至 24 个月。

11.3.2.1 使用期限不超过 12 个月的工种

煤矿井下掘进工（砌工）、爆破工、锚喷工、管子工及井筒维修工。

11.3.2.2 使用期限不超过 24 个月的工种

煤矿井下：测量员，井下钻探工，井下保健员，井下送水、饭工，清洁工及井底信号工。

煤矿井上：井上运搬工、井上电机车司机、机电维修工（矿车）、矸石山翻车工、轨道工、注浆工、坑木收发工、井上机电安装工。

露天煤矿：电铲车司机、助手，露天穿孔工，推土、平道机司机，电镐扫道工，平道机助手，排土扫车工，摇道机司机，露天架、换线工，电力、电讯外线电工，坑下电话移设维修工，铁道工，坑下检修工，坑下信号维修工，起重工，坑下管工，电机车司机，扳道员，道口看守员，钻探工，矿用重型汽车司机，挖掘机司机，工程机械司机，穿孔机司机，大型设备维修钳工，大型设备维修电工，挖掘机维修钳工，挖掘机维修电工，水泵维修工，管工，钻机维修工，煤场付煤工，检车工，行车值班员，调车、连接员，机电维修钳工，巡道工，现场货运员，站务员，煤场管理员、货运员，煤质采样监装工，破碎站司机，破碎站维修工，胶带运行工，电力通讯信号工。

洗选煤厂：推煤司机。

11.4 耐酸碱围裙

11.4.1 配备范围

充电工。

11.4.2 使用期限

24 个月。

11.5 棉上衣

11.5.1 配备范围

煤矿井下所有作业工种。

11.5.2 使用期限

24 个月至 36 个月。

11.5.2.1 使用期限不超过 24 个月的工种

采煤工，综采工（机采工），掘进工（砌工），爆破工，锚喷工，充填工，巷道维修工，绞车司机，皮带、链板司机，运搬、运料工，钉道工，机电维修工，机电安装工，采掘机电维修工，瓦斯检查员（测气工），接风筒工，通风密闭工，采样工，安全检查员，测量员，管子工，井下测尘工，井下保健员，井下钻探工，井下炸药发放工，井下送水、饭工，清洁工，井底信号工，井筒维修工，井下其他辅助工。

11.5.2.2 使用期限不超过 36 个月的工种

电机车司机和跟车工，水泵司机，配电工，充电工，验收员，管柱工，采掘区队长，采、掘、基建、通、运、修区工程技术人员，其他下井技术人员，其他下井管理干部。

11.6 绒衣裤

11.6.1 配备范围

煤矿井下所有工种。

11.6.2 使用期限

12 个月。

11.7 秋衣裤

11.7.1 配备范围

煤矿井下所有工种。

11.7.2 使用期限

6 个月至 9 个月。

11.7.2.1 使用期限不超过 6 个月的工种

采煤工，综采工（机采工），掘进工（砌工），爆破工，锚喷工，充填工，巷道维修工，机电维修工，机电安装工，采掘机电维修工，瓦斯检查员（测气工），接风筒工，通风密闭工，井下钻探工，井下送水、饭工，清洁工，井底信号工，井筒维修工。

11.7.2.2 使用期限不超过 9 个月的工种

电机车司机和跟车工，绞车司机，皮带、链板司机，运搬、运料工，钉道工，水泵司机，配电工，充电工，采样工，安全检查员，测量员，管子工，井下测尘工，井下保健员，井下炸药发放工，验收员，管柱工，井下其他辅助工，采掘区队长，采、掘、基建、通、运、修区工程技术人员，其他下井技术人员，其他下井管理干部。

11.8 皮上衣

11.8.1 配备范围

煤矿井下电机车司机和跟车工，绞车司机，皮带、链板司机。

11.8.2 使用期限

36 个月。

11.9 皮裤

11.9.1 配备范围

煤矿井下电机车司机和跟车工、绞车司机。矿井根据作业场所实际温度、风速等条件配备，作业场所最低温度低于 20 ℃（含）的矿井配备。

11.9.2 使用期限

36 个月。

11.10 护腰

11.10.1 配备范围

煤矿井下采煤工、综采工（机采工）、掘进工（砌工）、爆破工及充填工。

11.10.2 使用期限

附录 2　煤矿职业安全卫生个体防护用品配备标准（AQ 1051—2008）

24 个月。

11.11 棉背心

11.11.1 配备范围

煤矿井下所有作业工种。

11.11.2 使用期限

24 个月至 36 个月。

11.11.2.1 使用期限不超过 24 个月的工种

采煤工，综采工（机采工），掘进工（砌工），爆破工，锚喷工，充填工，巷道维修工，绞车司机，皮带、链板司机，运搬、运料工，钉道工，机电维修工，机电安装工，采掘机电维修工，瓦斯检查员（测气工），接风筒工，通风密闭工，采样工，安全检查员，测量员，管子工，井下测尘工，井下保健员，井下钻探工，井下炸药发放工，井下送水、饭工，清洁工，井底信号工，井筒维修工，井下其他辅助工。

11.11.2.2 使用期限不超过 36 个月的工种

电机车司机和跟车工，水泵司机，配电工，充电工，验收员，管柱工，采掘区队长，采、掘、基建、通、运、修区工程技术人员，其他下井技术人员，其他下井管理干部。

12 防寒用品类

12.1 种类

棉衣、棉裤、棉大衣、棉帽、棉胶鞋、棉手套、皮大衣、皮帽、皮手套及棉皮鞋。

12.2 配备范围

煤矿井下各工种根据作业地点温度配备相应的防寒用品。

冬季经常从事室外及露天作业的工种，冬季没有取暖条件的其他工种参照执行。

5 ℃ ～ -5 ℃持续时间超过 1 个月以上配发棉短大衣。

-6 ℃ ～ -15 ℃持续时间超过 1 个月以上配发棉衣、棉裤、棉手套、棉帽、棉胶鞋。

-16 ℃ ～ -25 ℃持续时间超过 1 个月以上配发棉大衣、棉衣、棉裤、棉帽或皮帽、棉胶鞋、棉手套或皮手套。

煤矿企业从业人员

－25 ℃以下持续时间超过 1 个月以上配发皮大衣、棉衣、棉裤、皮帽、皮手套及棉皮鞋。

12.3　使用期限

棉衣、棉裤、棉大衣、棉帽、棉胶鞋、棉手套、皮大衣、皮帽、皮手套及棉皮鞋均为 36 个月。

13　其他

13.1　对未列入本标准的工种，参照本标准相近工种的配备标准执行。

13.2　煤矿职业安全卫生个体防护用品的产品质量应符合国家质量标准。

13.3　煤矿职业安全卫生个体防护用品的管理应符合安全生产监督管理的有关规定。

附录 2　煤矿职业安全卫生个体防护用品配备标准（AQ 1051—2008）